Epigenetik – Grundlagen und klinische Bedeutung

Hendrik Lehnert
Henriette Kirchner
Ina Kirmes
Ralf Dahm

Epigenetik – Grundlagen und klinische Bedeutung

Aus der Vortragsreihe der Medizinischen Gesellschaft Mainz e.V.

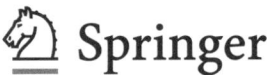

Hendrik Lehnert
Universität zu Lübeck
Lübeck
Deutschland

Henriette Kirchner
Medizinische Klinik I
Universität zu Lübeck
Lübeck
Deutschland

Ina Kirmes
Institute of Molecular Biology gGmbH
Mainz
Deutschland

Ralf Dahm
Institute of Molecular Biology gGmbH
Mainz
Deutschland

ISBN 978-3-662-54022-0   ISBN 978-3-662-54023-7 (eBook)
https://doi.org/10.1007/978-3-662-54023-7

Die Deutsche Nationalbibliothek verzeichnet diese Publikation in der Deutschen Nationalbibliografie; detaillierte bibliografische Daten sind im Internet über http://dnb.d-nb.de abrufbar.

© Springer-Verlag GmbH Deutschland, ein Teil von Springer Nature 2018
Das Werk einschließlich aller seiner Teile ist urheberrechtlich geschützt. Jede Verwertung, die nicht ausdrücklich vom Urheberrechtsgesetz zugelassen ist, bedarf der vorherigen Zustimmung des Verlags. Das gilt insbesondere für Vervielfältigungen, Bearbeitungen, Übersetzungen, Mikroverfilmungen und die Einspeicherung und Verarbeitung in elektronischen Systemen.
Die Wiedergabe von Gebrauchsnamen, Handelsnamen, Warenbezeichnungen usw. in diesem Werk berechtigt auch ohne besondere Kennzeichnung nicht zu der Annahme, dass solche Namen im Sinne der Warenzeichen- und Markenschutz-Gesetzgebung als frei zu betrachten wären und daher von jedermann benutzt werden dürften.
Der Verlag, die Autoren und die Herausgeber gehen davon aus, dass die Angaben und Informationen in diesem Werk zum Zeitpunkt der Veröffentlichung vollständig und korrekt sind. Weder der Verlag, noch die Autoren oder die Herausgeber übernehmen, ausdrücklich oder implizit, Gewähr für den Inhalt des Werkes, etwaige Fehler oder Äußerungen. Der Verlag bleibt im Hinblick auf geografische Zuordnungen und Gebietsbezeichnungen in veröffentlichten Karten und Institutionsadressen neutral.

Gedruckt auf säurefreiem und chlorfrei gebleichtem Papier

Springer ist Teil von Springer Nature
Die eingetragene Gesellschaft ist Springer-Verlag GmbH Deutschland
Die Anschrift der Gesellschaft ist: Heidelberger Platz 3, 14197 Berlin, Germany

Geleitwort

Die Medizinische Gesellschaft Mainz widmet sich medizinisch-wissenschaftlichen Themen und fördert den Austausch der Medizin mit den Natur- und Geisteswissenschaften. Regelmäßige Veranstaltungen, in denen aktuelle Themen der Medizin sowie der Natur- und Geisteswissenschaften behandelt werden, stellen die Verbindung her zwischen den Wissenschaftlern sowie zwischen Wissenschaft und Bevölkerung.

In Fortführung der Buchreihe der Medizinischen Gesellschaft Mainz widmet sich der vorliegende Band den Grundlagen der Epigenetik und ihrer Bedeutung für die Medizin unter Berücksichtigung neuester Ergebnisse. Die Aktivität unserer Gene, also die Genexpression, wird durch epigenetische Mechanismen gesteuert. Diese sind essenziell für die Evolution und die biologische Entwicklung von Lebewesen. Sie tragen aber auch zur Entstehung und dem Verlauf von Krankheiten bei. Die Leser erfahren wie Erkenntnisse aus der epigenetischen Forschung zum Verständnis von Gesundheit und Krankheit beitragen und wie diese in der Behandlung von Patienten Anwendung finden.

Die Autoren dieses Buches sind anerkannte Experten der Epigenetik, der Medizin und der Molekularbiologie.

Herr Prof. Dr. Hendrik Lehnert, Präsident der Universität Lübeck und Direktor der Medizinischen Klinik 1 des Universitätsklinikums Schleswig-Holstein widmet sich wissenschaftlich und klinisch genetischen und epigenetischen Ursachen internistischer, insbesondere metabolischer und maligner Erkrankungen sowie den daraus resultierenden diagnostischen und therapeutischen Optionen.

Frau Dr. H. Kirchner, *Emmy-Noether* Nachwuchsgruppenleiterin an der Universität Lübeck, untersucht den Einfluss von Epigenetik auf die Physiologie sowie die Pathophysiologie von Krankheiten mit dem Fokus auf metabolische Erkrankungen wie Diabetes und Adipositas.

Herr Dr. habil. Ralf Dahm, ist Direktor für Wissenschaftsmanagement am Institut für Molekularbiologie gGmbH (IMB) an der Universität Mainz. Das IMB erforscht unter anderem die molekularbiologischen Mechanismen von epigenetischen Änderungen und deren Auswirkungen auf Zellen und Organismen. Herr Dahm ist darüber hinaus Gastprofessor im Fachbereich Biologie der Universität Padua, Italien.

Frau Dr. I. Kirmes hat am IMB Mainz epigenetische Veränderungen bei Herzinfarkten untersucht und arbeitet derzeit an wissenschaftlichen Projekten zur Epigenetik Neurodegenerativer Erkrankungen.

Den Autoren gebührt unser ausdrücklicher Dank; nur durch das Einbringen ihrer Kompetenz und ihrer Zeit konnte dieser Band erstellt werden. Darüber hinaus gilt unser Dank dem Springer-Verlag, insbesondere Frau Dr. A. Horlacher. Des Weiteren danken wir dem Wissenschaftlichen Vorstand und Dekan des Fachbereichs Universitätsmedizin der Johannes Gutenberg-Universität Mainz, Herrn Univ.-Prof. Dr. U. Förstermann, für seine Unterstützung.

Für den Vorstand der Medizinischen Gesellschaft Mainz

Prof. Dr. Monika Seibert-Grafe und Prof. Dr. Theodor Junginger

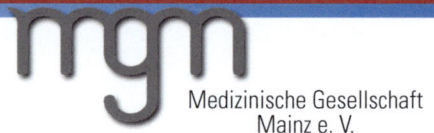

Vorwort

Im vorliegenden Buch werden die genetischen und epigenetischen Grundlagen dargestellt sowie die Bedeutung der epigenetischen Änderungen für die menschliche Entwicklung, die Krankheitsentstehung und die Chancen, die sich daraus für die Medizin ergeben können.

Die Epigenetik hilft uns zu verstehen, wie Lebensbedingungen und Lebensstil unsere Entwicklung, unsere Gesundheit und die Anfälligkeit für Krankheiten beeinflussen und wie es möglich ist, dass auch erworbene Eigenschaften an die Nachkommen weitergegeben werden können.

Die Epigenetik ist definiert als die vererbbare Veränderung der Genaktivität ohne eine Veränderung der Abfolge der DNA-Sequenz (Arthur Riggs, 1996). Erst durch die Methoden der Molekularbiologie konnten die den epigenetischen Phänomenen zugrundliegenden Mechanismen entschlüsselt werden.

Umweltbedingungen können über epigenetische Änderungen den Phänotyp, also die Eigenschaften eines Menschen und seiner Nachkommen, prägen. Epigenetische Änderungen, die durch molekulare Modifizierung der DNA und des Chromatins zustande kommen, kontrollieren die Genexpression.

Die Beeinflussung von Genen durch epigenetische Änderungen kann in der Medizin sowohl für die Diagnose als auch für die Therapie von Krankheiten genutzt werden.

Vor dem Hintergrund, dass von der epigenetischen Forschung noch viele für den Menschen relevante Erkenntnisse erwartet werden, soll dieses Buch Interessierten das Verständnis und die Einordnung der Epigenetik in Biowissenschaften und Medizin erleichtern. Darüber hinaus ist unser Anliegen, sowohl das Potenzial als auch die Limitationen und den derzeitigen Stand der Epigenetik in der Medizin deutlich zu machen.

Prof. Dr. Hendrik Lehnert
Dr. habil. Ralf Dahm
Lübeck und Mainz, im Frühjahr 2018

Inhaltsverzeichnis

1	**Grundlagen der Epigenetik**	1
	Ralf Dahm und Ina Kirmes	
1.1	Genetische Grundlagen	3
1.2	Epigenetik	9
1.3	Zusammenfassung und Ausblick	21
	Literatur	22
2	**Klinische Bedeutung der Epigenetik**	25
	Henriette Kirchner und Hendrik Lehnert	
2.1	Epigenetische Veränderungen bei Krankheiten – eine Auswahl	27
2.2	Epigenetische Biomarker	34
2.3	Epigenetische Therapie	35
2.4	Zusammenfassung und Ausblick	37
	Literatur	38
	Serviceteil	45
	Stichwortverzeichnis	46

Grundlagen der Epigenetik

Ralf Dahm und Ina Kirmes

1.1 Genetische Grundlagen – 3
1.1.1 Das Genom – 3
1.1.2 Genetik – 3
1.1.3 Die DNA – 5
1.1.4 Die Gene – 8

1.2 Epigenetik – 9
1.2.1 Epigenetische Regulierung der Genexpression – 9
1.2.2 Epigenetik und die Evolution – 10
1.2.3 Die Epigenetik steuert die Entwicklung von Stammzellen zu differenzierten Zellen – 11
1.2.4 Epigenetische Mechanismen – molekulare Grundlagen – 12
1.2.5 Relevante Forschungsergebnisse der Epigenetik – 15
1.2.6 Epigenetische Vererbung – 20

1.3 Zusammenfassung und Ausblick – 21

Literatur – 22

© Springer-Verlag GmbH Deutschland, ein Teil von Springer Nature 2018
H. Lehnert, H. Kirchner, I. Kirmes, R. Dahm, *Epigenetik – Grundlagen und klinische Bedeutung*,
https://doi.org/10.1007/978-3-662-54023-7_1

Auf den Punkt gebracht
Epigenetik – Grundlagen
- Die Epigenetik als Teilbereich der Genetik untersucht die Mechanismen, die die Aktivität unserer Gene verändern ohne die Abfolge der DNA-Bausteine zu modifizieren.
- Epigenetische Phänomene wurden bereits vor 100 Jahren beschrieben; deren molekulare Mechanismen können jedoch erst seit etwa 20 Jahren entschlüsselt werden.
- Epigenetische Prozesse sind essenziell für die Entwicklung eines Organismus und die Spezialisierung von Zellen, z. B. zu Nerven- oder Herzzellen.
- Die epigenetischen Mechanismen, die die Genaktivität beeinflussen, umfassen chemische Veränderungen der DNA (DNA-Methylierung) oder der Verpackung der DNA durch Änderungen der an sie gebundenen Proteine (Modifikationen der Histone) sowie den Einfluss von nicht-kodierenden RNA-Molekülen. Im Gegensatz zu zufälligen und beständigen Mutationen in der DNA-Sequenz sind epigenetische Veränderungen spezifisch und reversibel.
- Epigenetische Veränderungen entstehen zum Beispiel durch Umweltfaktoren und Lebensstil. Sie können zu einer Anpassung der Genaktivität an Lebensbedingungen führen und prägen so unsere Entwicklung und Gesundheit.
- Sie können auch vererbt werden, wodurch epigenetisch wirksame Ereignisse im Leben der Eltern an die Kinder weitergegeben werden können. Ernährung, Nikotin oder Stress beispielsweise können zu epigenetischen Veränderungen führen, die an die Nachkommen weitergegeben werden können.
- Epigenetische Veränderungen können zur Entstehung von Krankheiten wie z. B. Tumorerkrankungen beitragen.
- Die epigenetische Forschung hat das Ziel, zu einem besseren Verständnis der normalen Entwicklung und Funktion von Organismen sowie von Krankheiten beizutragen und die Grundlage für die Entwicklung zielgerichteter, genspezifischer Medikamente zu schaffen.

Die Epigenetik ist ein altes und ein neues Forschungsfeld zugleich. Alt, weil Forscher wie der Österreicher Paul Kammerer schon vor etwa 100 Jahren epigenetische Phänomene beobachtet und beschrieben haben und neu, weil die molekularen Mechanismen, die diesen Phänomenen zugrunde liegen, erst seit relativ kurzer Zeit entschlüsselt werden können. Deshalb stehen wir in der Epigenetik auch heute oft noch am Anfang: etliche molekulare Komponenten sind noch unentdeckt, viele Zusammenhänge noch unklar und viele Prozesse können noch nicht erklärt werden.

Was für Außenstehende auf den ersten Blick frustrierend erscheinen mag, ist für die Forschung oft das Reizvollste – *terra incognita*: ein Gebiet, auf dem es mehr zu entdecken gibt als schon bekannt ist und bahnbrechende Entdeckungen noch möglich sind. Demzufolge bleiben auch in diesem Beitrag viele Fragen unbeantwortet. Dennoch oder gerade deshalb ist die Epigenetik in den Biowissenschaften von großem Interesse, weil in den nächsten Jahren für den Menschen wichtige Erkenntnisse zu erwarten sind, die unser

Leben, unsere Gesundheit aber auch unser Verständnis davon, wer wir sind, woher wir kommen und wie wir mit unserer Umwelt interagieren, entscheidend prägen werden. Zunächst jedoch einige Grundlagen, die wichtig sind für das Verständnis epigenetischer Mechanismen und Effekte.

1.1 Genetische Grundlagen

1.1.1 Das Genom

Mit dem Begriff ‚Genom' wird das Erbgut eines Lebewesens bezeichnet. Es umfasst die Gesamtheit der Informationen, die in der DNA (von engl. *deoxyribonucleic acid* für dt. Desoxyribonukleinsäure) von Organismen gespeichert sind und über diese an deren Nachkommen vererbt werden können. Die Information in der DNA ist über die Abfolge der vier Bausteine (Basen), aus denen die DNA aufgebaut ist, kodiert: Adenin (A), Cytosin (C), Guanin (G) und Thymin (T).

Vererbbare Informationen, so dachte man vor der Entdeckung der Epigenetik, seien ausschließlich in der DNA-Sequenz enthalten. Vereinfacht stimmt diese Darstellung auch: Die Kombination dieser vier Basen kodiert für die genetische Information eines Organismus, also für die Information, die in unseren Genen enthalten ist. Durch die epigenetische Forschung wissen wir heute jedoch, dass auch Informationen, die nicht in der DNA gespeichert sind, vererbt werden können. Dazu zählen vor allem Informationen, die die Aktivität von Genen regulieren – also zu welchem Zeitpunkt, in welchen Zellen und wie stark bestimmte Gene abgelesen werden, und wie die Produkte dieser Gene (RNAs (ribonucleic acid) und Proteine reguliert werden. Diese Informationen sind häufig nicht in den Genen enthalten, sondern im sog. Epigenom (*epi* (ἐπί) stammt aus dem Griechischen und bedeutet so viel wie „dazu/ außerdem").

Das Epigenom umfasst also alle epigenetischen Modifikationen, die sich an bestimmten Stellen des Genoms befinden und das Auslesen des Genoms stetig anpassen. Letzteres ist entscheidend dafür, wie sich ein Organismus entwickelt, wie er funktioniert und sich an seine Umwelt anpasst. Das Genom wird gemeinsam mit seinem Epigenom vor jeder Zellteilung verdoppelt und an die Tochterzellen weitergegeben. Dies stellt sicher, dass alle Zellen die Informationen erhalten, die sie benötigen, um sich zu entwickeln und im Organismus zu funktionieren.

1.1.2 Genetik

Die klassische Genetik

Die klassische Genetik, begründet durch den Augustinermönch Gregor Johann Mendel (1822–1884), beschäftigt sich mit der genetischen Information, die in der DNA gespeichert ist, und beschreibt wie sie zu bestimmten Phänotypen führt und an Nachkommen weitergegeben wird. Der Begriff ‚Phänotyp' bezeichnet das Aussehen, das Verhalten oder auch die molekularen Eigenschaften eines Organismus, z. B. eines Menschen oder einer Zelle.

Bei Kreuzungsexperimenten mit Erbsen fand Mendel Mitte des 19. Jahrhunderts heraus, dass die Anlagen zur Ausbildung bestimmter äußerer Merkmale an die

Nachkommen vererbt werden. In seinen Experimenten war dies beispielsweise die Blütenfarbe von Erbsenpflanzen. Mendel spekulierte weiter, dass Erbanlagen (heute: Erbanlagen = Gene) in den Geschlechtszellen lokalisiert sein müssen und dass eine befruchtete Eizelle somit jede Erbanlage zweimal enthalten muss: eine von der ‚Mutter' und eine vom ‚Vater'. Die Ausnahme hiervon sind Erbanlagen, die geschlechtsspezifisch sind, also zum Beispiel solche, die beim Menschen auf den X- und Y-Chromosomen liegen. Ob sich nun die Erbanlage des Vaters oder die der Mutter in einem Organismus als Merkmal ausprägt (z. B. in der Blütenfarbe), hängt davon ab, ob sie merkmalsbestimmend (= dominant) oder merkmalsunterlegen (= rezessiv) ist. Kreuzt man eine weißblühende Erbse mit einer rotblühenden, so blühen die direkten Nachkommen alle rot, weil die rote Erbanlage dominant gegenüber der weißen ist.

Die meisten Merkmale, wie z .B. die Augenfarbe des Menschen, werden von mehr als einer Erbanlage bestimmt und deren Kombination ist entscheidend für die Ausprägung im Organismus. Deshalb gibt es auch nicht nur hellblaue und dunkelbraune Augen, sondern viele verschiedene Zwischentöne – von Grau und Grün bis hin zu den verschiedenen Abstufungen von Braun.

Die Molekulargenetik

Die Molekulargenetik ist eine weitere Teildisziplin der Genetik, die sich mit der Struktur, der Biosynthese und der Funktion von DNA und RNA befasst und untersucht, wie diese mit Proteinen in Wechselwirkung treten. Sequenzierungstechniken, die es möglich machten, die DNA-Sequenz zu bestimmen, haben diesen Bereich der Biologie weit vorangebracht. Von besonderem medizinischem Interesse sind beispielsweise die molekularen Mechanismen der DNA-Reparatur (also wie Schäden an unserem Erbgut behoben werden) und der Genexpression (dass ein Gen abgeschrieben wird, d. h. aktiv ist). Erkenntnisse in der Molekulargenetik helfen uns Krankheiten, wie z. B. Krebs, besser zu verstehen, neue Medikamente zu entwickeln und alte zu verbessern. Die Molekulargenetik ist auch die Grundlage der Gentechnik und der Gentherapie, einschließlich neuer Verfahren wie dem „Editieren" von Genen mittels CRISPR/Cas-Technologie. Mit der CRISPR/Cas-Methode kann DNA gezielt geschnitten werden und Abschnitte der DNA können so komplett entfernt oder aber gegen andere ausgetauscht werden. Dieses kann sich die Medizin zu Nutze machen, um schadhafte Gensequenzen durch korrekte zu ersetzen. Entdeckt wurde dieses System in Bakterien, denen es als Abwehrmechanismus gegen Viren dient (Jinek et al. 2012).

Die Epigenetik

Die molekulare Epigenetik ist ein deutlich jüngerer Bereich der Genetik und überlappt mit der Molekulargenetik. Sie untersucht, wie die Aktivität unserer Gene gesteuert wird. Die Veränderung der Aktivität eines Gens beruht dabei nicht auf einer Veränderung in der DNA-Sequenz, sondern auf Mechanismen, die ‚auf' den Genen ‚sitzen' und auf diese einwirken: sie beeinflussen, wie die DNA-Sequenz gelesen und in ihre Produkte (RNA und letztlich Proteine) umgesetzt wird. Es existieren also zusätzlich zu unseren genetischen Informationen, die in der DNA-Sequenz gespeichert sind, epigenetische Informationen, die mit der DNA-Sequenz assoziiert sind. Diese Informationen spielen – wie wir weiter unten im Text sehen werden – eine entscheidende Rolle in der Differenzierung von Zellen während der Entwicklung von Organismen. Aber auch der individuelle Lebensstil

1.1 · Genetische Grundlagen

und Umweltbedingungen können über epigenetische Mechanismen Einfluss auf die Ausprägung unserer Erbinformation nehmen und damit auf unsere Entwicklung und unsere Gesundheit. Diese, im Laufe unseres Lebens erworbenen, epigenetischen Informationen können auch an unsere Nachkommen weitergegeben werden.

1.1.3 Die DNA

Aufbau und Funktion der DNA

Die DNA wurde im Jahr 1869 von dem Schweizer Mediziner Johann Friedrich Miescher (1844-1894) entdeckt (Miescher 1871; Dahm 2005, 2008, 2010). Miescher beschrieb sie als den wesentlichen Bestandteil des Zellkerns. Dass die DNA die Struktur einer Doppelhelix hat, die aus zwei komplementär zueinander verlaufenden Basensträngen besteht, fanden der US-Amerikaner James Watson (1928) und der Brite Francis Crick (1916-2004) im Jahr 1953 heraus (Watson und Crick 1953) und erhielten dafür im Jahr 1962 den Nobelpreis für Medizin oder Physiologie. Mit der Entdeckung des doppelsträngigen Aufbaus der DNA wurde auch ihre Funktionsweise klar. Die zwei Basenstränge sind komplementär zueinander: wenn in einem Strang die Base A auftritt, findet sich im anderen immer die Base T; einem C steht immer ein G gegenüber. Wenn also die Sequenz des einen Strangs bekannt ist, kann die des anderen vorhergesagt werden. So kann die DNA verdoppelt werden, indem ein Strang als Vorlage für die Synthese des anderen (= neuen) dient. Ebenso kann die DNA auf diese Weise in RNA, deren Sequenz der DNA ebenfalls komplementär ist, abgeschrieben werden. Auch Fehler in der DNA-Sequenz, z. B. wenn sich falsche Basen gegenüberstehen oder Basen in einem Strang fehlen, können so von den Reparaturmechanismen der Zelle erkannt und korrigiert werden.

Die DNA ist ein Kettenmolekül, ein Polymer, das aus sog. Nukleotiden aufgebaut ist. Die Nukleotide enthalten als wesentliche Komponente jeweils eine der vier bereits genannten Basen Adenin (A), Cytosin (C), Guanin (G) und Thymin (T). Dem Cytosin kommt in epigenetischer Hinsicht eine besondere Bedeutung zu, da es „methyliert" werden kann, d. h. eine kleine chemische Gruppe (eine Methylgruppe: $-CH_3$) wird an diese Base angehängt. Diese methylierten Cytosine werden von bestimmten Proteinen erkannt, die die Aktivität von Genen steuern. Sind bestimmte DNA-Sequenzen eines Gens methyliert, ist dieses Gen inaktiv.

Neben der jeweiligen Base besteht jedes Nukleotid noch aus einem Molekül des Zuckers Desoxyribose, an dem wiederum eine Phosphatgruppe gebunden ist. Die Phosphatgruppen und die Desoxyribose-Moleküle bilden das Rückgrat des DNA-Polymers. Über sie sind die einzelnen Nukleotide miteinander verbunden.

Die zwei komplementären Stränge der DNA werden über Wasserstoffbrücken zusammengehalten, die jeweils von den Basen gebildet werden, die sich gegenüberstehen. Da sich immer die gleichen Basen miteinander paaren, ergibt sich so die komplementäre Sequenz des Gegenstrangs. Bevor Zellen sich teilen, wird die DNA verdoppelt, damit jede Zelle nach der Teilung die gleiche genetische Information enthält.

Der genetische Kode wird durch die Abfolge der vier Basen gebildet, aus denen die DNA aufgebaut ist. Dieser Kode enthält Abschnitte, die wir Gene nennen. Von vielen dieser Gene werden RNAs abgeschrieben, die später in Proteine übersetzt werden. Aus diesem

Grund werden diese Abschnitte „proteinkodierend" genannt. Die Informationen für alle Proteine, die ein Organismus bilden kann, sind in den Genen enthalten.

Die DNA besteht jedoch nicht nur aus aneinandergereihten Gensequenzen. Zwischen den Genen (und auch in den Genen) befinden sich nicht-proteinkodierende Abschnitte. Die Funktion dieser Bereiche ist noch nicht vollständig geklärt. Bekannt ist jedoch, dass sich in vielen dieser Bereiche regulatorische Sequenzen befinden, die für die Kontrolle der Genaktivität wichitg sind. Einige dieser Sequenzen werden beispielsweise von sog. Transkriptionsfaktoren erkannt, die das Abschreiben von Genen veranlassen können.

Mutationen in der DNA-Sequenz

Mutationen sind „Fehler" in der DNA-Sequenz. Sie entstehen beispielsweise, wenn die DNA-Polymerase bei der Verdopplung der DNA (Replikation) vor einer Zellteilung ungenau arbeitet und eine nicht-komplementäre Base einbaut (z. B. ein C statt eines A, das einem T gegenüber steht). Bei etwa einer von 100.000 Basen, die kopiert werden, passiert solch ein Fehler. Das macht bei 6 Milliarden Basen im menschlichen Genom etwa 120.000 Fehler pro Zellteilung. Aus diesem Grund wird schon während der Verdopplung der DNA eine Kontrolle durchgeführt, die sicherstellt, dass etwa 99% dieser Fehler korrigiert werden.

Genmutationen können jedoch nicht nur während der Verdopplung der DNA entstehen, auch Chemikalien und Strahlung können die Basen der DNA verändern. Durch falsch eingebaute Basen entstehen Verformungen des DNA-Strangs. Diese werden von bestimmten Enzymen erkannt, die die Reparatur des Schadens einleiten (DNA-Reparaturenzyme). In seltenen Fällen, in denen ein Fehler nicht korrigiert wird, entsteht eine Mutation, d. h. eine bleibende Veränderung der DNA-Sequenz, die auch an Tochterzellen der betroffenen Zelle vererbt wird. Tritt eine Mutation in der Keimbahn auf, d. h. in Spermien und Eizellen, wird sie auch an die Nachkommen eines Organismus weitergegeben.

Mutationen können verschiedene Konsequenzen für den Organismus haben. Im besten Fall passiert nichts, wenn die Mutation z. B. in einer Region des Genoms auftritt, die nicht für ein Protein kodiert oder keine wichtige regulatorische Funktion hat. Im schlimmsten Fall wird das Protein, das aus der fehlerhaften Sequenz abgelesen wird, unbrauchbar oder ein Gen wird durch eine Mutation in einer regulatorischen Sequenz inaktiviert oder in seiner Aktivität verändert. In sehr seltenen Fällen ergibt sich durch eine Mutation ein verändertes Protein, das einen Vorteil für den Organismus hat (siehe Darwin und seine Theorie der Evolution durch die Selektion vorteilhafter Genvariationen).

Die DNA-Sequenz kann nicht nur durch den Austausch einzelner Basen verändert werden. Es können auch irrtümlich zusätzliche Basen eingefügt werden oder aber Basen verloren gehen. Diese Formen der Mutation können das Leseraster der RNA-Polymerase, also des Enzyms, das die RNA von der DNA abschreibt, verschieben. Immer drei Basen einer mRNA (von engl. *messenger* = Nachricht) bilden ein sog. Kodon, das wiederum eine bestimmte Aminosäure in dem zugehörigen Protein festlegt (◘ Abb. 1.1). Wenn eine Mutation eine Verschiebung des Leserasters bewirkt, entstehen so ganz neue Kodons und somit auch völlig neu zusammengesetzte Proteine, die ihre ursprüngliche Funktion nicht mehr erfüllen können.

Mutationen treten vermehrt auf, wenn die Enzyme der DNA-Reparaturmaschinerie selbst von einer Mutation beeinträchtigt werden und neu entstehende DNA-Schäden nicht mehr repariert werden. Dann steigt auch die Wahrscheinlichkeit, dass krebsfördernde

1.1 · Genetische Grundlagen

	Zweite Base				
Erste Base	**U**	**C**	**A**	**G**	**Dritte Base**
U	Phe	Ser	Tyr	Cys	U
	Phe	Ser	Tyr	Cys	C
	Leu	Ser	STOP	STOP	A
	Leu	Ser	STOP	Trp	G
C	Leu	Pro	His	Arg	U
	Leu	Pro	His	Arg	C
	Leu	Pro	Gln	Arg	A
	Leu	Pro	Gln	Arg	G
A	Ile	Thr	Asn	Ser	U
	Ile	Thr	Asn	Ser	C
	Ile	Thr	Lys	Arg	A
	Met/Start	Thr	Lys	Arg	G
G	Val	Ala	Asp	Gly	U
	Val	Ala	Asp	Gly	C
	Val	Ala	Glu	Gly	A
	Val	Ala	Glu	Gly	G

◘ **Abb. 1.1** Der genetische Kode wird nach einem bestimmten Prinzip in Aminosäuren übersetzt: immer drei Basen ergeben eine Aminosäure. Diese Tabelle gibt eine Übersicht der möglichen Kodons und ihrer Aminosäuren, bzw. Start- und Stop-Kodons. (Aus Selzer et al. 2004)

Mutationen nicht mehr korrigiert werden. Mutationen in den Genen BRCA1 und BRCA2 z. B., die Proteine der DNA-Reparatur kodieren, erhöhen signifikant das Risiko an Brustkrebs zu erkranken (Casey 1997).

Mutationen können nur dann an die nächste Generation weitergegeben werden, wenn sie in den Geschlechtszellen (Ei- und Spermienzellen) auftreten. Somatische Mutationen, d. h. solche, die in allen anderen Zellen des Körpers auftreten, werden nicht vererbt. Sie können jedoch im Träger dieser Mutationen Krankheiten wie Krebs auslösen.

Die Entschlüsselung des genetischen Kodes – das Humangenomprojekt

Vor etwa zwanzig Jahren wurde gemeinhin angenommen, dass Erbkrankheiten und auch die Entstehung von Krebs verstanden werden könnte, wenn die komplette Sequenz der DNA bekannt wäre. Damals wurde vermutet, dass diese Krankheiten allein durch einzelne Mutationen in der DNA entstehen, die zu funktionslosen Proteinen oder solchen mit veränderten Funktionen führen. Im Jahr 1990 wurde deshalb das internationale Humangenomprojekt (HGP) ins Leben gerufen. Ziel dieses Projektes war es, das komplette menschliche Genom zu sequenzieren, die einzelnen Gene zu identifizieren, die Analyse von genomischen Daten weiter zu entwickeln sowie ethische, rechtliche und soziale Fragen anzusprechen, die diese Daten aufwerfen würden. Seit 2003 ist das menschliche Genom vollständig entschlüsselt. Die Gesamtkosten des HGPs beliefen sich auf rund 3 Milliarden US-Dollar. Die Preise für die Genomsequenzierung sind in den vergangenen Jahren jedoch stetig gefallen. Heute kann das Genom eines Menschen bereits für rund 1000 Dollar sequenziert werden.

Das Humangenomprojekt lieferte jedoch nicht alle erhofften Antworten auf die Fragen des Lebens. Eine der größten Überraschungen war, dass nur etwa 3 % des Genoms tatsächlich in Proteine übersetzt werden. Die übrigen 97 % erscheinen auf den ersten Blick nutzlos. Das menschliche Genom kodiert nach dem heutigen Stand ca. 20.000–25.000 Gene. Forscher waren zunächst überrascht über diese geringe Anzahl, denn die Taufliege (*Drosophila melanogaster*) hat schon 15.000 Gene. Der Fadenwurm (*Caenorhabditis elegans*) besitzt ungefähr so viele Gene wie ein Mensch, besteht jedoch nur aus 959 Zellen, während ein erwachsener Mann es auf etwa 100 Billionen Zellen bringt. Es stellte sich sogar heraus, dass eine relativ schlichte Pflanze die Ackerschmalwand (*Arabidopsis thaliana*) – mehr Gene besitzt als ein Mensch. Die Komplexität eines Organismus hängt also nicht von der Anzahl seiner Gene ab, sondern davon, wie diese Gene gesteuert werden: wann, wo und wie stark sie aktiv sind, und wie viele unterschiedliche Proteine aus einer mRNA hergestellt werden können. Unsere DNA ist also nur die ‚Hardware', die eine komplexe ‚Software', wie die Epigenetik benötigt, um ihre Aufgaben wahrzunehmen.

1.1.4 Die Gene

Genexpression

Der Begriff „Genexpression" beschreibt, wie aktiv ein Gen ist. Sie wird von zwei Vorgängen bestimmt: der Transkription und der Translation. Seit gut einem halben Jahrhundert ist bekannt, dass die DNA in einem Vorgang, der als Transkription bezeichnet wird, im Zellkern in RNA (*ribonucleic acid*) abgeschrieben wird – häufig als sog. mRNA (*messenger* RNA, von engl. *messenger* = Bote), die die Information für die Synthese von Proteinen enthält. Diese RNA wird anschließend aus dem Zellkern in das Zytoplasma exportiert und an Ribosomen in ein Protein übersetzt. Dieser Vorgang wird als Translation bezeichnet.

Proteine gestalten sämtliche Prozesse im Organismus. Sie sind wesentliche Bestandteile aller Zellen und Organe. Als Enzyme spalten sie unsere Nahrung auf und produzieren daraus Energie. Als Antikörper helfen sie uns, Bakterien und Viren zu bekämpfen. Sie organisieren unser Genom und sie schreiben unsere DNA als RNA ab, um schließlich aus dieser RNA wieder neue Proteine herzustellen. Es ist keine Übertreibung zu sagen, dass ohne Proteine in unserem Körper so gut wie gar nichts funktionieren würde.

Der Mensch verfügt über bedeutend mehr Proteine als er Gene hat (nur ca. 20.000). Das liegt daran, dass aus einem mRNA-Molekül verschiedene Proteine erzeugt werden können. Dies ist möglich, weil in einem Prozess, der alternatives Spleißen genannt wird (von engl. *to splice*, verbinden), verschiedene Teilstücke aus einer mRNA herausgeschnitten und die verbliebenen Abschnitte in neuen Kombinationen zusammengesetzt werden

1.2 · Epigenetik

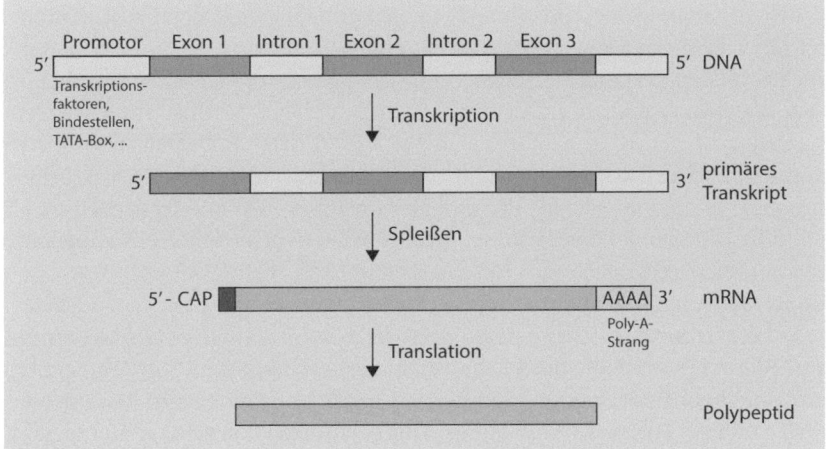

☐ **Abb. 1.2** Der Weg vom Gen zum Protein: ein Gen wird bei der Transkription in mRNA abgeschrieben. Diese wird dann im Prozess des alternativen Spleißens zu verschiedenen Versionen der mRNA zusammengeschnitten, was die Proteinvielfalt erheblich erhöht. In der Translation wird die fertig prozessierte mRNA gemäß ihrer Kodons in ein Protein übersetzt. (Aus Jansohn und Rothhämel 2012)

können. Somit kann ein Gen in viele verschiedene Proteinvarianten (Polypeptide) übersetzt werden (☐ Abb. 1.2).

Fertige Proteine können des Weiteren chemisch modifiziert werden. Diese Modifizierungen an Proteinen bewirken, dass sich die räumliche Struktur oder die Oberflächenbeschaffenheit eines Proteins verändert und somit auch seine Eigenschaften. Nicht jeder Zelltyp hat dieselben Proteine, sonst sähe jede Zelle gleich aus und würde das gleiche machen. Damit es verschiedene Zelltypen mit ihren spezialisierten Aufgaben geben kann, benötigt jeder Zelltyp bestimmte Proteine, um seine Aufgabe im Organismus zu erfüllen. Epigenetische Markierungen auf den einzelnen Genen bestimmen, welche Gene in welchem Zelltyp aktiv sind und demzufolge, welche Proteine in diesen Zellen gebildet werden. Durch diese epigenetischen Markierungen entstehen während der Embryonalentwicklung die Hunderte von Zelltypen aus denen unser Körper aufgebaut ist (▶ Abschn. 1.2.3).

1.2 Epigenetik

1.2.1 Epigenetische Regulierung der Genexpression

Die epigenetische Regulation ist entscheidend für eine Reihe von Prozessen – beginnend mit der Entwicklung einer befruchteten Eizelle zu einem Menschen mit einer Vielzahl unterschiedlicher Zellen, die Anpassung des Körpers an die Umgebung und den Lebensstil bis hin zu Krankheiten, die durch eine fehlerhafte Aktivität von Genen entstehen können. Epigenetische Veränderungen, die die Aktivität unserer Gene kontrollieren, sind sehr dynamisch. So kann unsere DNA auf unsere Umwelt reagieren, um sich besser an unsere Lebensbedingungen anzupassen. Während des Lebens werden so „Erfahrungen" gesammelt, die als epigenetische Veränderungen mit der genetischen Information, die in unserer DNA-Sequenz gespeichert ist, verknüpft werden.

Eine der häufigsten epigenetischen Veränderungen an der DNA sind Methylgruppen am DNA-Baustein Cytosin (C). Der Mechanismus der DNA-Methylierung wird später im Detail erläutert. Chemische Modifizierungen, wie Methyl-, Phosphat- und Acetylgruppen, können aber auch an Proteinen angebracht werden, die mit der DNA assoziiert sind. Histone sind kleine, spulenartige Proteine, auf die unsere DNA aufgewickelt ist. Chemische Modifizierungen an den Histonen beeinflussen, wie fest die DNA aufgewickelt ist und bestimmen somit, ob sie zum Abschreiben in RNA zugänglich ist (s. u.).

Durch solche kleinen chemischen Veränderungen an den Histonen oder der DNA selbst und die dadurch erreichte Regulation der Gene kann unser Organismus sich an eine veränderte Umwelt oder neue Lebensbedingungen anpassen. Solche epigenetischen Informationen zur Genregulation können wir unter Umständen sogar an unsere Nachkommen weitergeben. Diese Anpassungsfähigkeit unseres Genoms ist notwendig, birgt aber auch Risiken. Nicht nur Schadstoffe in unserer Umwelt bewirken nachteilige Veränderungen unseres Erbguts, sondern auch psychische Belastungen und Stress, die unter Umständen schon im Mutterleib wahrgenommen und im Genom gespeichert werden.

Modifizierungen des Epigenoms können so individuell sein wie einzelne Kopierfehler (Mutationen), die beim Vervielfältigen der DNA vor der Zellteilung entstehen können. Epigenetische Modifizierungen treten jedoch viel häufiger auf und können – anders als Mutationen – potenziell wieder rückgängig gemacht werden. Je nachdem welchen Lebensweg der Einzelne einschlägt – wo er lebt, wie er sich ernährt und ob er Sport treibt oder gestresst ist – verändert sich sein Epigenom. Das Ziel der Forschung ist, epigenetische Veränderungen zuverlässig zu identifizieren sowie ihre Ursachen und Bedeutung für unser Erbgut zu verstehen. Es gilt, viele Fragen zu beantworten, zum Beispiel wie Umwelteinflüsse in epigenetische Informationen übersetzt werden, ob sich bestimmte Lebensstile in spezifischen epigenomischen Mustern niederschlagen und ob diese Veränderungen ein Leben lang erhalten bleiben oder wie sie rückgängig gemacht werden können. Aber auch die Fragen, in welchen Fällen wir diese Veränderungen an unsere Nachkommen weitergeben, wie dies geschieht und ob uns epigenetische Unterschiede so einzigartig machen, dass sie zur individuellen Identifikation dienen können – z. B. zur forensischen Unterscheidung von eineiigen Zwillingen, die dieselbe genetische Information besitzen –, beschäftigt die epigenetische Forschung.

1.2.2 Epigenetik und die Evolution

Bereits der französische Biologe Jean-Baptiste de Lamarck (1744–1829) mutmaßte, dass es einen Mechanismus geben müsse, durch den Organismen Eigenschaften, die sie während ihres Lebens erwerben, an ihre Nachkommen vererben können und sich so nicht nur selbst an ihre Umwelt anpassen, sondern letztendlich auch die Evolution vorantreiben können. Dreißig Jahre später erklärte Charles Darwin (1809–1882) die Anpassung von Lebewesen an ihren Lebensraum durch eine neue Theorie – die natürliche Selektion – die er in seinem Werk „Die Entstehung der Arten" im Jahr 1859 veröffentlichte. Hierin postulierte er, dass zufällige Variationen im Erbgut (d. h. Genvarianten) und eine natürliche Auswahl vorteilhafter Varianten die Evolution vorantreiben. Darwins Theorie bestätigte sich als Mutationen im Genom entdeckt wurden, die seinen beschriebenen „zufälligen, vererblichen Variationen" entsprachen. Damit schien Lamarck widerlegt. Aber seit der Entdeckung der Epigenetik erleben Teile von Lamarcks Theorie eine Renaissance. Lamarckismus wird auch als „weiche Vererbung" bezeichnet, die Veränderungen aufgrund einer Reaktion auf Einflüsse der Umwelt entstehen lassen. Auch sie kann ein Antrieb für die Evolution sein, auch wenn epigenetische Modifikationen deutlich schneller wieder aus der Kette von Generationen verschwinden, als Mutationen. Nach heutigem Kenntnisstand scheint es so, als würde Lamarcks Theorie die von Darwin ergänzen.

1.2.3 Die Epigenetik steuert die Entwicklung von Stammzellen zu differenzierten Zellen

Der Embryo besteht zunächst aus einer einzigen Zelle: der Zygote (= befruchtete Eizelle), die durch die Fusion einer Eizelle und eines Spermiums entstanden ist. Diese teilt sich anschließend und bringt erst zwei, dann vier und schließlich acht Stammzellen hervor. Diese sog. pluripotenten Stammzellen haben das Potenzial, sich in jeden spezialisierten Zelltyp, der in unserem Körper vorkommt, zu entwickeln. Darüber hinaus können sie auch die extraembryonalen Gewebe bilden, die ein Embryo benötigt, um sich in der Gebärmutter einzunisten und heranwachsen zu können, nämlich die Nabelschnur und die Plazenta. Aus diesen frühen Stammzellen kann somit ein ganzer Organismus entstehen sowie alle Gewebe, die für die embryo-fetale Entwicklung erforderlich sind.

In weiteren Zellteilungen entsteht aus den pluripotenten Stammzellen eine sog. Blastozyste: eine teilweise hohle Zellkugel. Aus der äußeren Zellschicht der Blastozyste, dem Trophoblast, bilden sich im Verlauf der Embryonalentwicklung die Gewebe, die die Ernährung des Embryos sicherstellen. Die Zellen des Trophoblasten wachsen in die Gebärmutterschleimhaut ein und stellen die Verbindung zum mütterlichen Körper her. Ein kleiner Haufen Zellen hingegen, die im Inneren der Blastozyste liegen, der sog. Embryoblast, entwickelt sich zum eigentlichen Embryo. Diese Differenzierung der Zellen des frühen Embryos stellt einen wichtigen Übergang in der Embryonalentwicklung dar, denn ab diesem Zeitpunkt ist das EntwicklungsPotenzial der Zellen eingegrenzt. Während aus den pluripotenten Stammzellen im frühen Embryo noch alle embryonalen und extraembryonalen Gewebe entstehen können, ist das weitere Schicksal der Zellen des Trophoblasten auf die extraembryonalen Gewebe begrenzt und aus den Zellen des Embryoblasten gehen embryonale Gewebe hervor.

Im Verlauf der Embryonalentwicklung bilden die Zellen des Embryoblasten drei Keimblätter, aus denen schließlich die verschiedenen Organe unseres Körpers entstehen: das Ekto-, Meso- und Endoderm. Bei den Keimblättern handelt es sich um Zellschichten, aus denen jeweils bestimmte Organe und Zelltypen hervorgehen. Zellen des Keimblattes, das im Inneren des Embryos liegt, dem Endoderm, bilden die Zellen des Magen-Darm-Traktes sowie der Schilddrüse, der Lunge, der Bauchspeicheldrüse und der Leber. Zellen des mittleren Keimblattes, dem Mesoderm, bilden unter anderem die Muskulatur, die Knochen und das Bindegewebe, das Blut, die Nieren und die Geschlechtsorgane. Zellen die dem Ektoderm, dem äußeren Keimblatt, entstammen, werden u.a. zu Hautzellen, Drüsen, Nervenzellen, Haaren, Nägeln, der Hornhaut und der Linse des Auges sowie den Zähnen. Auch die auskleidende Zellschicht im Darm entsteht aus Zellen des Ektoderms.

Im Gegensatz zu den pluripotenten Stammzellen im frühen Embryo, sind die Zellen der drei Keimblätter nur noch multipotent. Das bedeutet, dass sie sich nur noch zu Zellen des jeweiligen Keimblattes entwickeln können. Eine Stammzelle des Ektoderms kann beispielsweise keine Leberzelle mehr bilden und eine des Mesoderms keine Hautzelle.

Im weiteren Verlauf der Entwicklung des Embryos schränkt sich das Entwicklungs-Potenzial der Zellen zunehmend ein. Erreichen die Zellen im Laufe der Differenzierung schließlich den unipotenten Zustand, können sie sich nur noch zu einem spezialisierten Zelltyp des jeweiligen Keimblattes entwickeln, z. B. zu einer Zelle des Nervensystems. Diese Zelle wird dann weiter für ihre Aufgaben im Nervensystem spezialisiert. In Abhängigkeit ihrer Lokalisation kann sie beispielsweise zur Lichtsinneszelle in der Netzhaut des Auges werden oder zu einer Nervenzelle im Gehirn.

Damit ein funktionierender Körper entstehen kann, müssen sich (i) die richtigen Zellen (ii) zur richtigen Zeit (iii) am richtigen Ort bilden. Das Potenzial von Stammzellen und ihre Entwicklung zu spezifischen Zelltypen wird auch durch epigenetische Mechanismen reguliert. Diese bewirken, dass Gene, die zur Spezialisierung eines Zelltyps notwendig sind, angeschaltet werden, während Gene die für diesen Zelltyp nicht gebraucht werden, ausgeschaltet sind. Würde das Genom in den sich entwickelnden Zellen nicht streng durch epigenetische Mechanismen reguliert, könnten zum Beispiel Leberzellen im Gehirn oder Haare und Zähne in der Bauchhöhle entstehen. Dies ist der Fall bei Teratomen (von griech. *teras* = „Monster"), einer speziellen Tumorart.

Auch wenn die Entwicklung des Embryos abgeschlossenen ist, können Gene mittels epigenetischer Mechanismen an- und ausgeschaltet oder ihre Aktivität herauf oder herab reguliert werden. Dies geschieht dann nicht, um einen bestimmten Zelltyp entstehen zu lassen, sondern damit Zellen sich an veränderte Bedingungen anpassen können. Wie später ausgeführt, tragen epigenetische Mechanismen auch hier dazu bei, dass unser Körper angemessen auf unsere Umwelt reagieren kann. Doch zunächst werden noch einmal die molekularen Mechanismen erläutert, die epigenetischen Phänomenen zugrunde liegen.

1.2.4 Epigenetische Mechanismen – molekulare Grundlagen

DNA-Methylierung

Nachdem die DNA-Sequenz im Humangenomprojekt entschlüsselt worden war, die Daten jedoch nicht die Frage beantworteten, welches Gen wann, wo und wie aktiv ist, erhielt das Forschungsgebiet der Epigenetik eine neue Bedeutung. Epigenetische Mechanismen beeinflussen, die Aktivität von Genen. Das ist vor allem dann wichtig, wenn sich unsere Zellen an eine veränderte Umwelt anpassen müssen. Verbringen wir zum Beispiel einige Zeit in den Bergen, muss sich unser Körper an die dünnere Luft, also den niedrigeren Sauerstoffgehalt, anpassen. Dafür produziert er u. a. vermehrt sauerstofftransportierende rote Blutkörperchen (Erythrozyten) und induziert die Bildung von Kapillargefäßen in den Muskeln. Aber auch wenn wir nach einer Phase der Untätigkeit ohne große körperliche Betätigung wieder vermehrt Sport treiben, muss sich unser Körper anpassen und in den Knochen und Muskeln entsprechende Proteine herstellen, um der Belastung gewachsen zu sein. Epigenetische Mechanismen übersetzen Informationen aus der Umwelt bzw. den Lebensumständen in eine für das Genom verständliche Sprache.

Eine der bedeutendsten epigenetischen Mechanismen ist die Methylierung unserer DNA. Hierbei werden kleine Moleküle – sog. Methylgruppen (-CH_3) an bestimmte Cytosine (C) in der DNA angehängt. Wie kleine Vorhängeschlösser vermindern diese

Methylgruppen den Zugang von Proteinen, die das Gen in RNA abschreiben, zu einer DNA-Sequenz und inaktivieren auf diese Weise Gene. Am häufigsten sind die Cytosine im Genom methyliert, auf die in der Gensequenz eine Guanin-Base (G) folgt. Eine DNA-Sequenz, die methyliert werden kann, kann so aussehen: T**CG**ATT**CG**TCATCT**CGCG**. Solche Regionen im Genom werden CpG-Inseln genannt (**C**ytosin-**p**hosphatidyl-**G**uanin; das „p" bedeutet, dass die Bausteine der DNA über Phosphatgruppen verbunden sind. Wenn sie methyliert sind, binden Proteine an diese CpG-Inseln, die das Aufwickeln der DNA veranlassen. So wird die DNA dicht gepackt und kann nicht mehr ausgelesen werden.

Auch Stoffe, die wir mit unserer Nahrung aufnehmen, können Methylgruppen zur Verfügung stellen, die von DNA-Methyltransferasen – also den Enzymen, die das Anbringen von Methylgruppen katalysieren – an CpGs angehängt werden. Unsere Nahrung kann aber auch chemische Komponenten enthalten, die DNA-Methyltransferasen in ihrer Aktivität behindern. Ein viel diskutiertes Beispiel ist Epigallocatechingallat, das in grünem Tee enthalten ist. In Zellversuchen wurde gezeigt, dass diese chemische Verbindung DNA-Methyltransferasen hemmen kann und so das Potenzial hat, Gene, die durch Methylierung ausgeschaltet wurden, wieder zu aktivieren. Dieser Mechanismus lässt einige hoffen, dass Gene, die das Zellwachstum kontrollieren und „irrtümlicherweise" methyliert wurden, wieder angeschaltet werden könnten, wodurch sich die Teilung und das Wachstum von Zellen normalisieren und dem Wachstum von Krebszellen entgegenwirken könnte (Shankar et al. 2016). Die Mengen an grünem Tee, die für eine solche Wirkung – wenn es sie denn gibt – getrunken werden müsste, liegt jedoch über der Menge, die normalerweise ein Mensch zu sich nehmen kann.

Histon-Modifikationen

Die Methylierung der DNA ist nicht die einzige epigenetische Modifikation, über die die Aktivität der Gene gesteuert werden kann. Auch chemische Veränderungen der Histone spielen hierbei eine wichtige Rolle. Wie oben bereits erwähnt, liegt die DNA in der Zelle nicht ‚nackt' vor. Stattdessen ist sie auf Histone aufgewickelt. So können zwei Meter menschliche DNA in einen Zellkern verpackt werden, der einen Durchmesser von nur wenigen Mikrometern hat. Die DNA ist dabei nicht auf einzelne Histon-Proteine aufgewickelt, sondern auf Nukleosome. Ein Nukleosom besteht aus jeweils zwei Kopien der Histon-Proteine H2A, H2B, H3 und H4. Auf jedes Nukleosom sind immer 147 Basenpaare der DNA gewickelt. (◘ Abb. 1.3). Die Gesamtheit aus DNA und den Proteinen, die an sie gebunden sind, bezeichnet man als Chromatin.

Damit ein Gen in RNA abgeschrieben werden kann, müssen die dafür zuständigen Proteine – die RNA-Polymerase sowie Transkriptionsfaktoren – Zugang zur entsprechenden DNA-Sequenz haben. Dies setzt voraus, dass die DNA am Anfang eines Gens von den Nukleosomen abgewickelt wird. Während das Gen abgeschrieben wird, verschiebt die Polymerase die Nukleosomen, um weiter auf der DNA-Sequenz voranzukommen. Das Abwickeln der DNA von den Nukleosomen ist möglich, da die Histone kleine ‚Ärmchen' besitzen – kurze Aminosäureketten, die aus dem Histon-Protein herausragen. Diese Ärmchen können chemische Modifizierungen tragen. Die Festigkeit der Bindung der DNA an die Histon-Proteine in den Nukleosomen wird durch diese Modifizierungen gesteuert. Neben der Steuerung der Zugänglichkeit des Genoms organisieren Histone die DNA, damit sie in den Zellkern passt (Jenuwein und Allis 2001).

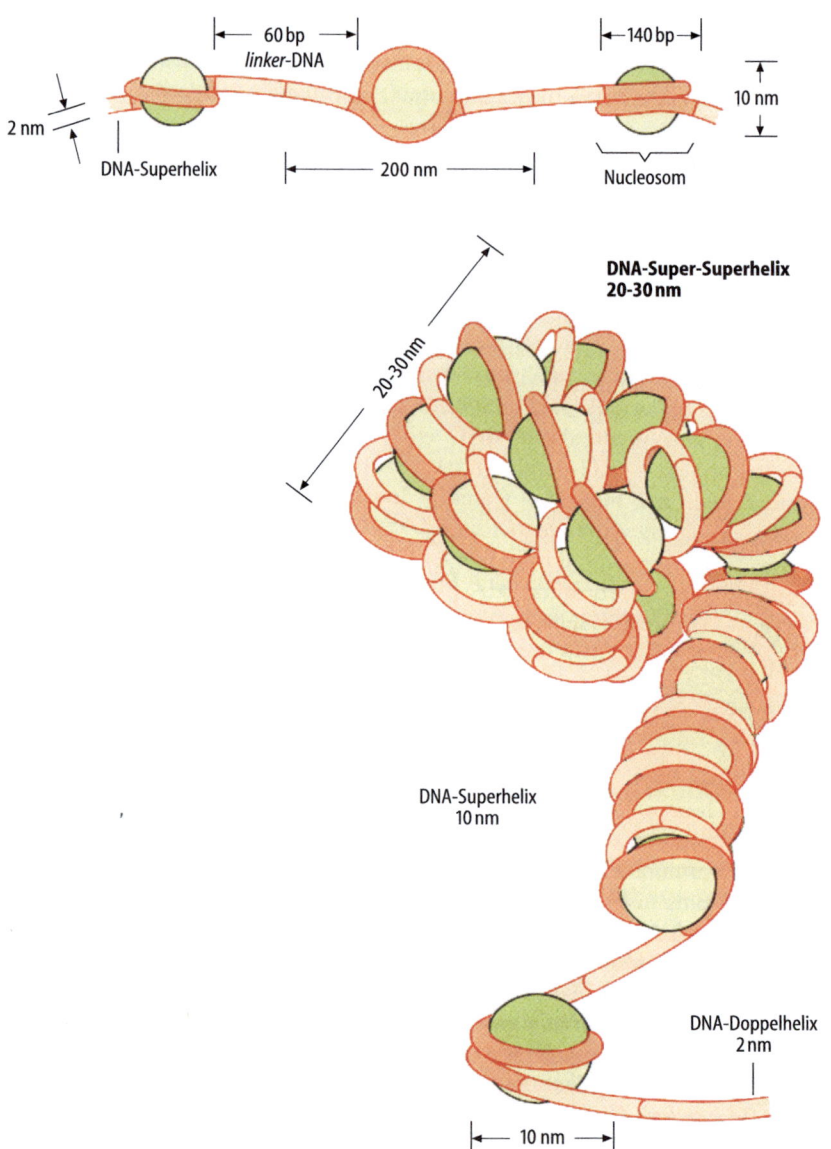

Abb. 1.3 Der DNA-Histon-Komplex (Chromatin). Um 2 Meter DNA in einen Zellkern zu verpacken, wird die DNA aufgewickelt: Etwa 140 Basenpaare DNA werden um ein Nukleosom gewunden. Diese, an eine Perlenschnur erinnernde Konformation wird weiter verdrillt, um eine maximale Kompaktierung zu erreichen. (Aus Löffler et al. 2007)

microRNAs

Außer den beschriebenen epigenetischen Mechanismen der Methylierung der DNA und der Aktivitätskontrolle der Gene durch die Modifizierung von Histonen gibt es noch einen dritten epigenetischen Mechanismus zur Regulierung der Genexpression. Dieser ist, wie auch die Methylierung der DNA, für die Unterdrückung von Genen zuständig. Anders als die DNA-Methylierung tritt er aber erst in Kraft, nachdem ein Gen bereits in mRNA abgeschrieben wurde und verhindert, dass das entsprechende Protein gebildet wird. Diese Regulation beruht auf kleinen RNA-Molekülen, den microRNAs, die an mRNAs binden und ihre Übersetzung in ein Protein unterdrücken. Die Bindung basiert, wie die Basenpaarung der DNA, auf der Komplementarität der Sequenzen von microRNA und mRNA.

Die 1993 erstmals beschriebenen microRNAs kodieren keine Proteine. Wie ihr Name andeutet, sind sie sehr kurz, nur ca. 22 Basen lang. Messenger RNAs sind wesentlich länger; die längste mRNA ist mehr als 108.000 Basen lang und kodiert das Muskelprotein Titin.

Die Sequenzen einiger microRNAs liegen zumindest teilweise in Abschnitten proteinkodierender Gene. Das bedeutet, dass eine mRNA gemeinsam mit ihrer komplementären microRNA abgeschrieben werden kann. Die meisten microRNAs hingegen liegen in Sequenzen, die nicht die Proteine kodieren, wie zum Beispiel in Abschnitten, die zwischen Genen liegen. Man geht davon aus, dass etwa 60 % der Gene im menschlichen Genom durch microRNAs reguliert werden können. microRNAs werden gewebespezifisch abgeschrieben und regulieren eine ganze Reihe von physiologischen Prozessen, von der Teilung der Zellen bis hin zu ihrem Tod. Sie wirken u.a. bei der Entwicklung des Nervensystems, der Muskeln, des Blutes und des Herzens mit (Ambros und Chen 2007).

1.2.5 Relevante Forschungsergebnisse der Epigenetik

Hungern verändert die Methylierung der DNA des Ungeborenen im Mutterleib

Im Winter 1944/45, während des zweiten Weltkriegs, litt Holland unter einem vom nationalsozialistischen Deutschland auferlegten Nahrungsmittelembargo. Die fatalen Folgen dieser Mangelernährung und die damit einhergehenden Defizite an Methylgruppen, die wir normalerweise aus der Nahrung beziehen, machten sich bei den Kindern bemerkbar, die während dieses ‚Hungerwinters' in ihren Müttern heranwuchsen. Viele von ihnen wurden untergewichtig geboren und überdurchschnittlich viele von ihnen litten in ihrem späteren Leben an Übergewicht, Depressionen oder Schizophrenie. Herzerkrankungen und Diabetes traten bei den ‚Hungerkindern' wesentlich früher auf als bei anderen Menschen.

Die Kinder, die sich zu Hungerzeiten im Uterus entwickelten, trugen weniger Methylgruppen am Gen IGF2, wodurch dieses Gen möglicherweise aktiver war (Heijmans et al. 2008). IGF2 steuert das Wachstum und die Teilungsrate von Zellen während der Embryonalentwicklung. Bei Erwachsenen ist eine Überaktivität von IGF2 mit der Entstehung von Diabetes und Tumoren assoziiert. Anzumerken bleibt, dass die Methylierung der DNA nicht ausschließlich über die Nahrung beeinflusst wird, auch wenn diese die Verfügbarkeit von Methylgruppen bestimmt. Sie kann auch durch Rauchen und Umweltgifte sowie durch Bewegung verändert werden.

Rauchen kann das Epigenom des Ungeborenen verändern

Beispiele für Gene deren Methylierung sich durch das Rauchen sowohl bei der Mutter als auch im Embryo/Foetus verändern, sind der Aryl-Hydrocarbon-Rezepto-Repressor (AHRR) und ein Enzym der Cytochrom-P450-Familie, CYP1A1. AHRR ist Teil eines zellulären Signalweges, der von den polyzyklischen aromatischen Kohlenwasserstoffen (PAK), die im Zigarettenrauch enthaltenen sind, aktiviert wird. PAKs sind organische Verbindungen, die nachweislich krebserregend sind, da sie bei der Verstoffwechselung durch CYP1A1 im Körper zu Verbindungen werden (Epoxide), die mit der DNA reagieren und diese schädigen können. Wird der Embryo bereits im Mutterleib den Giftstoffen des Tabakrauchs ausgesetzt, werden diese Gene demethyliert, also vermehrt angeschaltet, und führen verstärkt zur metabolischen Aktivierung diverser organischer Verbindungen, die als Radikale – hoch reaktive chemische Substanzen – Zellen und deren DNA schädigen können, was wiederum die Entstehung von Krebs begünstigt (Zeilinger et al. 2013).

Stress kann das Epigenom verändern
Stress kann sich auf die Aktivität bestimmter Gene auswirken, wie z. B. auf das Gen SLC6A4, das für einen Transporter des Botenstoffs Serotonin kodiert. Ein hohes Stressniveau kann dazu führen, dass vermehrt Methylgruppen an diesem Gen entfernt werden mit der Folge, dass mehr Serotonintransporter in den Zellen gebildet werden. Sind mehr Serotonintransporter in der Zellmembran vorhanden, wird der Botenstoff Serotonin, der Gefühle wie Gelassenheit und Zufriedenheit vermittelt sowie Angstgefühle und Aggressivität reduziert, schneller aus dem synaptischen Spalt zwischen zwei Nervenzellen entfernt. Damit klingt auch seine Wirkung im Nervensystem schneller ab und das entspannte Gefühl lässt wieder nach (Alasaari et al. 2012).

Auch frühkindlicher Stress kann das Epigenom eines Kindes beeinflussen und das Verhalten des Kindes verändern. Ratten, die als Neugeborene intensiv umsorgt wurden, kümmerten sich später selbst mehr um ihren Nachwuchs. Zudem waren sie generell resistenter gegen Stress. Die Antwort des Körpers auf Stress ist die Ausschüttung des Hormons Cortisol aus der Nebennierenrinde. Cortisol bindet an Glucocorticoid-Rezeptoren im Hippocampus, einer Region des Gehirns. Über einen Rückkopplungsmechanismus wird die Ausschüttung von Cortisol gestoppt, wenn die Rezeptoren besetzt sind. Je mehr Rezeptoren es im Gehirn gibt, desto weniger Cortisol wird benötigt, um die Ausschüttung aus der Nebenniere zu stoppen und man erholt sich schneller von Stress.

Mütterliche Fürsorge bei Ratten führt im Nachwuchs zu einer erhöhten Aktivität des Gens, das den Glucocorticoid-Rezeptor kodiert und somit zu einer vermehrten Anzahl der Rezeptoren im Hippocampus (eine Region des Gehirns, die Gedächtnis und Affekte steuert). Die Gehirne dieser Tiere sind somit empfindlicher für das Stresshormon Cortisol, produzieren über einen Feedback-Mechanismus weniger Corticotropin-Releasing Factor (CRF), der das Stressgefühl induziert. Dadurch sind diese Tiere resistenter gegenüber Stress (Weaver et al. 2004; Champagne und Curley 2009).

Mütterliche Fürsorge der Ratten in der ersten Woche nach der Geburt beeinflusst noch einen weiteren Rezeptor, den Östrogen-Rezeptor α (engl., Estrogen Receptor α, ERα). Dieser Rezeptor bindet das Steroidhormon Östrogen – eines der wichtigsten weiblichen Sexualhormone, das u. a. den weiblichen Zyklus reguliert. Hat der Östrogenrezeptor dieses Hormon gebunden, wandert er in den Zellkern und steuert dort das Ablesen einer Vielzahl von Genen.

Das Gen, das ERα kodiert, ist bei den liebevoll aufgezogenen Ratten weniger stark methyliert. Dies bewirkt, dass bei diesen Ratten mehr ERα-Protein im Gehirn produziert wird und die Sensitivität für Östrogen hoch ist. Außerdem verstärkt ERα die Bindung des ‚Kuschelhormons' Oxytocin an seinen Rezeptor und löst so positive Empfindungen aus. Oxytocin wird bei Berührung ausgeschüttet und vermittelt uns Gefühle wie Glück und Zuneigung. Auch stärkt es die Bindung zum Beispiel zwischen Mutter und Kind (Champagne et al. 2006).

Die oben beschriebenen epigenetischen Phänomene beschränken sich nicht auf Ratten. Auch Experimente mit Mäusen, die als Babys wiederholt sporadisch von ihren Müttern getrennt wurden, haben gezeigt, dass sie in ihrem späteren Leben anfälliger für Stress sind und ein schlechteres Lernverhalten zeigen. Die Relevanz der Ergebnisse für den Menschen ist noch unklar, und Studien – ähnlich den Tiermodellen – sind beim Menschen aus ethischer Sicht schwierig durchzuführen.

Die Methylierung der DNA spielt eine Rolle bei der Entstehung von Krankheiten

Die Änderungen des Methylierungsstatus können die Entstehung von Krebs und anderen Krankheiten begünstigen. Mit zunehmendem Alter nimmt die Methylierung der DNA ab, es kommt zu einer Hypomethylierung des Genoms (von griech. *hypo*, weniger, darunter). Diese deutlich verminderte Methylierung kann zur Entstehung von Krebs beitragen. Gene, die für DNA-Methyltransferasen kodieren, sind mit zunehmendem Alter nicht mehr so aktiv, sie werden also weniger stark abgeschrieben. Als Folge werden weniger DNA-Methyltransferasen hergestellt und die DNA nicht mehr in dem Maße methyliert wie bei jüngeren Menschen (Jung und Pfeifer 2015).

Die Methylierung der DNA wirkt oft wie eine Art Schutzschild. In vielen Tumoren ist die DNA generell weniger stark methyliert als in gesundem Gewebe. Eine geringere Methylierung der Gene bewirkt auch hier eine erhöhte Genaktivität. Überwiegend sind davon Gene betroffen, die in gesunden Zellen ausgeschaltet sind. Einige dieser Gene sind sog. Onkogene (von griech. *onkos*, groß an Umfang, aufgeschwollen), die die Entstehung von Krebs fördern, indem sie das Zellwachstum und die Zellteilung übermäßig stimulieren. Sind sie nicht mehr ausreichend methyliert, werden sie pathologisch aktiv und können so die Entstehung von Tumoren begünstigen. Es gibt allerdings auch Gene, die den Onkogenen entgegenwirken. Diese *Tumorsuppressorgene* (von engl. *to supress*, unterdrücken) hemmen das Wachstum sowie die Teilung von Zellen und induzieren den Tod von Zellen mit geschädigter DNA. Werden Tumorsuppressorgene stark methyliert und somit inaktiv, kann dies das unkontrollierte Wachstum von Krebszellen fördern (Gokul und Khosla 2013). Um gesund zu bleiben, muss eine Zelle somit den Methylierungsstatus ihrer Gene präzise regulieren.

Rauchen verändert den Histon-Kode bestimmter Gene im Gehirn

Wie oben bereits besprochen, können neben der Methylierung der DNA auch die Histon-Proteine, auf die sie aufgewickelt ist, chemisch modifiziert werden, um die Aktivität von Genen zu regulieren. Acetylgruppen beispielsweise, die an den ‚Ärmchen' der Histone angebracht werden, lockern die DNA vom Nukleosom, sodass die Gene abgelesen werden können. Auch eine verringerte Methylierung an der Aminosäure Lysin 9 des H3-Histonärmchens hat zur Folge, dass verpackte Gene wieder zugänglich werden. Wie im Fall der DNA-Methylierung, können Umwelteinflüsse auch die epigenetischen Modifikationen an Histonen beeinflussen.

Nikotin erhöht zum Beispiel die Anzahl von Acetylgruppen an Histon H3 und H4 in den Zellen des *Nucleus accumbens*, einer bestimmten Region des Gehirns. Im *Nucleus accumbens* liegt das Belohnungssystem, in dem auch Sucht entsteht. Die zusätzlichen Acetylgruppen hängen u. a. an den Histonen, um die die Sequenz des Gens FosB gewickelt ist. Durch diese erhöhte Acetylierung wird das FosB-Gen verstärkt abgelesen. FosB ist dafür bekannt, vermehrt im *Nucleus accumbens* von Rauchern und Drogensüchtigen produziert zu werden. Das FosB-Protein bewirkt eine Intensivierung des Belohnungsgefühls und die Ausbildung von Sucht, indem es über komplexe molekulare Signalkaskaden strukturelle, jedoch reversible Veränderungen des Gehirns herbeiführt (Renthal und Nestler 2009).

miRNAs in Stammzellen und Krebs

MicroRNAs haben in der Entwicklung von Lebewesen eine Vielzahl von Aufgaben – angefangen von Aufgaben in Stammzellen bis hin zu den spezialisierten Zellen, die sich aus ihnen bilden. So können sie beispielsweise die Identität von Stammzellen beeinflussen. Zwei Eigenschaften unterscheiden Stammzellen von anderen Zellen unseres Körpers: Zum einen können sie sich unbegrenzt teilen, d. h. sich vermehren und so neue Zellen hervorbringen. Das ist wichtig, damit ein Organismus während seiner Entwicklung wachsen kann, aber auch für die Regeneration unserer Organe und Gewebe. Zum anderen sind sie nicht spezialisiert, können aber Zellen hervorbringen, die in der Lage sind, sich zu spezialisieren.

Die microRNA miR-145 reduziert z. B. die Menge der mRNA des Gens Oct-4 in Zellen. Oct-4 ist ein Faktor, der in Stammzellen bewirkt, dass Pluripotenzgene angeschaltet bleiben und so die Zellen im Stammzellmodus hält. Wird miR-145 nicht oder zu wenig hergestellt, steigt die Menge an Oct-4 in der Zelle und die Zellteilung wird angeschaltet, wodurch sie ihre Spezialisierung verliert. Dies birgt das Risiko des Verlustes über die Kontrolle der Zellteilung, was wiederum die Entstehung von Krebs fördern kann (Chivukula und Mendell 2009).

MicroRNAs, die das Potenzial haben Krebs entstehen zu lassen, werden Oncomirs genannt. Mittlerweile sind mehr als 12 Oncomir-Familien identifiziert worden (Hammond 2006). Mögliche Therapien mit Antagomirs – künstlich hergestellten Oligonukleotiden, die komplementär zu den jeweiligen Oncomirs sind und verhindern, dass die Oncomirs an ihre Ziel-mRNAs binden – befinden sich in der klinischen Forschung. Diese könnten den schädlichen Effekten der Oncomirs entgegenwirken.

microRNAs spielen nicht nur bei der Entstehung von Krebs eine Rolle. Bei vielen Krankheiten, die bisher in Bezug auf eine veränderte microRNA-Zusammensetzung untersucht wurden, konnten Forscher spezifische microRNAs nachweisen, die im Verdacht stehen, an der Entstehung der jeweiligen Krankheit beteiligt zu sein (Piletič und Kunej 2016). Zu den weiteren Forschungszielen gehört aber auch, microRNAs zu identifizieren, die als diagnostische Marker für Krankheiten dienen könnten. miR-1 kommt beispielsweise gewebespezifisch im Herz- und Skelettmuskel vor. Es konnte gezeigt werden, dass miR-1 nach einem akuten Herzinfarkt verstärkt in den Zellen des Herzens produziert wird und im Blut nachzuweisen ist (Navickas 2016). Da microRNAs relativ leicht und kostengünstig nachzuweisen sind, könnte diese Entdeckung als Grundlage für die Entwicklung eines neuen Diagnoseverfahrens für Herzinfarkte dienen.

Stammzellen aus dem Labor

Seit den frühen 1970er Jahren werden Transplantationen von Blutstammzellen zur Behandlung von Leukämien durchgeführt. Wie bei Organtransplantationen müssen auch bei diesem Vorgehen Spender und Empfänger kompatibel sein. Vor einer Transplantation wird überprüft, ob bestimmte Proteine an den Zelloberflächen übereinstimmen oder sich zumindest sehr ähnlich sind. Wäre dies nicht der Fall, würde das Immunsystem nach einer

Transplantation die fremden Zellen zerstören und zur Abstoßung führen. Da die Oberflächenstrukturen von Zellen genetisch festgelegt sind, findet man geeignete Spender oft unter nah verwandten Menschen, also innerhalb einer Familie.

Blutstammzellen kann jeder spenden, da sie sich rasch regenerieren und der Spender keinen Nachteil durch seine Spende hat. Somit existiert für diese Art der Therapie ein großer Pool an potenziellen Spendern. Wird aber ein ganzes Organ, wie eine Leber, Lunge oder ein Herz benötigt, ist dies nicht mehr der Fall, da der potenzielle Spender in der Regel erst versterben muss, damit das Organ gespendet werden kann. Die Wartelisten für Organtransplantate sind somit oft lang und selbst wenn ein Patient Glück hat und ein geeignetes Spenderorgan erhält, besteht das Risiko einer Abstoßung.

Das Züchten von Organen aus patienteneigenen Stammzellen würde beide Probleme lösen: Das Organ könnte bei Bedarf generiert werden und würde keine Abstoßungsreaktion hervorrufen, da es aus den eigenen Zellen des Patienten besteht. Leider gibt es im erwachsenen Körper in vielen Organen zu wenig geeignete adulte Stammzellen, um sie zu isolieren und in Kultur in ausreichender Menge züchten zu können. Die Rückdifferenzierung von körpereigenen, bereits spezialisierten Zellen, zu Stammzellen könnte diese Hürde überwinden. Hierbei würden dem Patienten Zellen entnommen, um sie im Labor wieder in Stammzellen umzuwandeln und anschließend zu dem Zelltyp zu spezialisieren, den man zur Behandlung benötigt.

Gute Erfolge wurden bei Zelltypen erzielt, die vom selben Keimblatt abstammen (▶ Abschn. 1.2.3). Auf diese Weise wurden bereits Bindegewebs- sowie Muskel-, Leber- und Magenzellen erfolgreich in β-Zellen der Buchspeicheldrüse umgewandelt, um so Typ-1-Diabetes zu behandeln (Pagliuca 2014).

Die Tatsache, dass es häufig epigenetische Mechanismen sind, die die Spezialisierung von Stammzellen durch ein An- und Abschalten von Genen steuern, führt dazu, dass im Umkehrschluss eine Rückspezialisierung (engl. *reprogramming*) von bereits differenzierten Zellen hin zu Stammzellen durch die Aufhebung dieser epigenetischen Markierungen möglich ist. Gelingt es, bereits ausdifferenzierte Zellen wieder in einen früheren Entwicklungszustand zu versetzen, kann ihre Entwicklung neu entschieden werden. Werden Zellen, die dedifferenziert, also wieder zu Stammzellen rückdifferenziert wurden, beispielsweise Retinolsäure – einem Stoffwechselprodukt des Vitamin A – ausgesetzt, differenzieren sie sich bevorzugt in Nervenzellen. Diese können anschließend verwendet werden, um z. B. Parkinson zu behandeln, eine Krankheit bei der bestimmte Nervenzellen in einer Region des Gehirns absterben.

Um das Reprogramming zu erreichen, haben Forscher einen Gen-Cocktail entwickelt, der differenzierte Körperzellen zu induzierten pluripotenten Stammzellen (iPS-Zellen) verändern kann. Dieser Cocktail enthält, je nach Rezeptur, verschiedene Transkriptionsfaktoren (z. B. c-Myc, Klf-4, Oct-4 und Sox-2, oder Oct4, Sox-2, Nanog oder Lin-28). Wenn diese Transkriptionsfaktoren in spezialisierten Körperzellen wieder aktiv werden, können sie diese zu Stammzellen reprogrammieren (Takahashi und Yamanaka 2006). Für die Entwicklung dieser bahnbrechenden Methode erhielt der Japaner Shin'ya Yamanaka im Jahr 2012 den Nobelpreis für Physiologie oder Medizin.

Molekular betrachtet, basiert die Reprogrammierung differenzierter Zellen auf der Überwindung der Barrieren, die durch die epigenetischen Markierungen aufgebaut wurden. Diese gewährleisten normalerweise, dass bestimmte Gene nach der Embryonalentwicklung ausgeschaltet werden und es auch bleiben. So schränken sie das

Entwicklungspotenzial ausdifferenzierter Zellen ein und stellen sicher, dass sich in einem bestimmten Organ nur die Zellen bilden, die dort hingehören. Außerdem verhindern sie, dass sich die Zellen häufiger teilen als sie es sollten und so zu Krebs führen können.

Zu diesen epigenetischen Barrieren zählen u. a. die Histonmodifizierungen H3K27me3 und H3K9me3, also Methylgruppen, die an verschiedene Lysin (K)-Aminosäuren im Histon H3 angebracht werden. Sie schalten Gene aus, die Pluripotenz und Zellerneuerung vermitteln wie das Gen Oct4, das während der Spezialisierung von Zellen durch die epigenetische Modifikation H3K27me3 inaktiviert wird. Oct4 ist ein Transkriptionsfaktor, der Stammzelleigenschaften vermittelt, indem er entwicklungsspezifische Gene ausschaltet. Oct4 ist in vielen Krebsarten aktiv, die aus nicht-spezialisierten, stammzellartigen Zellen bestehen. Bei der Reprogrammierung von Zellen wird die H3K27me3-Modifikation von dem Oct4 Gen entfernt, sodass es wieder abgelesen werden kann.

Dies trifft auch auf den Promotor des Gens Nanog zu. Nanog ist ein Transkriptionsfaktor, der ähnlich wie Oct4 an der Selbsterneuerung von Stammzellen beteiligt ist. Der Genname *Nanog* leitet sich von „Tír na nÓg" ab, dem Land der ewigen Jugend aus der irisch-keltischen Mythologie. Er nimmt somit Bezug auf die Eigenschaften dieses Gens, Zellen Stammzelleigenschaften zu vermitteln und sie so zu ‚verjüngen' (Takahashi und Yamanaka 2016).

Da bei Weitem noch nicht alle epigenetischen Vorgänge, die während der Zellentwicklung ablaufen, aufgeklärt sind, ist die ‚Entspezialisierung' von Zellen zurzeit noch schwer zu erreichen. So haben iPS-Zellen auch das Potenzial, durch unkontrolliertes Wachstum und fehlgeleitete Spezialisierung Tumore zu bilden – ein relevantes Risiko, wenn diese Zellen im Rahmen einer Transplantation Patienten verabreicht werden.

1.2.6 Epigenetische Vererbung

Wie das Beispiel des holländischen Hungerwinters zeigt, ist es möglich, dass während eines Lebens erworbene epigenetische Veränderungen des Erbguts an die nächste Generation vererbt werden können. Bei verschiedenen genetischen Modellorganismen, wie Mäusen und Fadenwürmern, wurde gezeigt, dass durch Stress und Hunger ausgelöste epigenetische Mechanismen, wie Histon-Modifizierungen und die Expression bestimmter microRNAs, bis zur dritten Generation erhalten bleiben können (Heard und Martienssen 2014). Bisher gibt es keine Studien, die dies beim Menschen belegt haben. Epigenetische Studien müssen unter strikt kontrollierten Bedingungen durchgeführt werden, da sich jede Veränderung in den Umweltbedingungen oder dem Lebensstil im Epigenom widerspiegeln könnte. Bei Versuchstieren ist es möglich sie kontrolliert zu verpaaren, unter kontrollierten Bedingungen zu halten und experimentell zu manipulieren, was beim Menschen nicht möglich ist. Somit kann eine sichere Unterscheidung zwischen epigenetischer Vererbung und epigenetischen Effekten, die spontan auftreten, bisher nicht getroffen werden. Außerdem gilt es zu bedenken, dass nur Veränderungen in den Keimzellen das Potenzial haben, vererbt zu werden – und epigenetische Marker in den Keimzellen werden nach der Befruchtung größtenteils entfernt, was im Folgenden erläutert werden soll.

Die Embryonalentwicklung ist im Hinblick auf die Methylgruppen eine „kostspielige Angelegenheit". Zunächst wird während der frühen Entwicklung die embryonale DNA demethyliert (Monk 2015). Dies geschieht noch bevor sich der Embryo in der Gebärmutter einnistet, also in den ersten 14 bis 20 Tagen. Allerdings werden nicht alle Methylgruppen von der DNA entfernt. Zudem werden ab dem fünften Tag nach der Befruchtung auch neue Methyl-Markierungen gesetzt.

Sog. geprägte Gene sind von der Demethylierung ausgenommen. Wir erben jedes Gen doppelt, eines von unserer Mutter, eines von unserem Vater (siehe die von Mendel beschriebenen Allele). Je nachdem ob ein Allel (= Variante) eines Gens dominant oder rezessiv ist, setzt es sich gegenüber dem anderen durch oder nicht, d. h. das Merkmal des einen Allels oder das des anderen prägt sich auf Kosten des anderen aus. Bei geprägten Genen wird die Ausprägung jedoch durch die Herkunft des Gens bestimmt. Manche Gene sind nur aktiv, wenn sie von der Mutter vererbt werden; andere wiederum nur, wenn sie vom Vater stammen.

Beispielsweise ist nur das väterliche Allel des Gens IGF2 (Insulin-like growth factor 2) aktiv, das mütterliche trägt Methylgruppen und ist dadurch ausgeschaltet. IGF2 ist ein wichtiger Wachstumsfaktor, der das Wachstum des Embryos im Mutterleib vorantreibt und besonders die Entstehung und Größe von Muskelzellen fördert. Das Gen H19 hingegen ist väterlicherseits mit Methylgruppen bestückt und ausgeschaltet, sodass nur das mütterliche Gen aktiv ist. H19 kontrolliert die Aktivität von IGF2 und so wird auf der Ebene der geprägten Gene eine Art Interessenkonflikt zwischen Mutter und Vater ausgefochten: Der Vater möchte besonders großen und starken Nachwuchs, während der Mutter daran gelegen ist, dass sie die Schwangerschaft überlebt und auch noch künftigen Nachwuchs austragen kann.

Für epigenetische Vererbung beim Menschen gilt also: epigenetische Prägung sicher ja, Beweise jedoch für eine generationenübergreifende epigenetische Vererbung in statistisch aussagekräftigem Umfang fehlen jedoch bislang. Aber auch hier wird die epigenetische Forschung vermutlich in der Zukunft zu neuen Erkenntnissen führen.

1.3 Zusammenfassung und Ausblick

Epigenetische Mechanismen, wie die Methylierung der DNA, Histonmodifizierungen und microRNAs kontrollieren die Aktivität unserer Gene. Anders als bei Mutationen in der DNA-Sequenz, die zufällig auftreten und nicht reversibel sind, sind epigenetische Veränderungen spezifisch und teilweise reversibel, weil sie durch Umwelteinflüsse und unseren Lebensstil entstehen können. Somit besteht auch die Möglichkeit, sie durch Medikamente zu beeinflussen.

Neben der Anpassung des Genoms an unsere Umwelt kann das Epigenom auch die Entstehung von Krankheiten beeinflussen. Epigenetische Veränderungen finden sich in fast allen Tumoren und erste Medikamente, die am Epigenom von Tumorzellen angreifen, werden seit einigen Jahren bei seltenen Leukämien eingesetzt. Ein Beispiel für ein solches Medikament, das epigenetische Markierungen modifiziert, ist 5-Azacytidine (Handelsname: Vidaza), das DNA-Methyltransferasen hemmt und so zu einer Hypomethylierung der DNA in CpG-reichen Regionen führt. 5-Azacytidine ist dem Cytosin in unserer DNA sehr ähnlich und wird in das genetische Material der Zellen an dessen Stelle eingebaut, wenn die DNA vor der Zellteilung verdoppelt wird. Der chemische Baustein wird von DNA-Methyltransferasen als Cytosin erkannt und methyliert. Allerdings bleibt die Methyltransferase an die ‚falsche Base' gebunden und wird so inaktiviert. Somit nimmt mit jeder

Zellteilung die Methylierung der DNA ab und die Wahrscheinlichkeit steigt, dass Tumorsuppressorgene – also solche Gene, die das Zellwachstum bremsen – demethyliert und wieder angeschaltet werden. Diese Wirkungsweise soll das unkontrollierte Zellwachstum unter Kontrolle bringen (Stresemann 2008)

Noch sind Medikamente, die das Epigenom modifizieren, nicht genspezifisch. Das bedeutet, dass sie nicht eingesetzt werden können, um beispielsweise ein bestimmtes Gen zu demethylieren während andere Gene nicht verändert werden. Ihre Wirkung bezieht sich stets auf das ganze Genom und deshalb haben diese Medikamente auch unerwünschte Nebenwirkungen. Die zielgerichtete, gen-spezifische Veränderung des Epigenoms herbeizuführen ist derzeit eines der großen Ziele der biomedizinischen Forschung.

Literatur

Alasaari JS, Lagus M, Ollila HM, Toivola A, Kivimäki M, Vahtera J, Kronholm E, Härmä M, Puttonen S, Paunio T (2012) Environmental stress affects DNA methylation of a CpG rich promoter region of serotonin transporter gene in a nurse cohort. PLoS One 7(9)
Ambros V, Chen X (2007) The regulation of genes and genomes by small RNAs. Development 134(9):1635–1641
Casey G (1997) The BRCA1 and BRCA2 breast cancer genes. Curr Opin Oncol 9(1):88–93
Champagne FA, Curley JP (2009) Epigenetic mechanisms mediating the long-term effects of maternal care on development. Neurosci Biobehav Rev 33(4):593–600
Champagne FA, Weaver IC, Diorio J, Dymov S, Szyf M, Meaney M (2006) Maternal care associated with methylation of the estrogen receptor-alpha1b promoter and estrogen receptor-alpha expression in the medial preoptic area of female offspring. Endocrinology 147(6):2909–2915
Chivukula RR, Mendell JT (2009) Abate and switch: miR-145 in stem cell differentiation. Cell 137(4):606–608
Dahm R (2005) Friedrich Miescher and the discovery of DNA. Developmental Biology Vol. 278(2), pp. 274–288
Dahm R (2008). Discovering DNA: Friedrich Miescher and the early years of nucleic acid research. Human Genetics Vol. 122(6), pp. 565–581
Dahm R (2010) From discovering to understanding. Friedrich Miescher's attempts to uncover the function of DNA. EMBO Reports Vol. 11(3), pp. 153–160
Gokul G, Khosla S (2013) DNA methylation and cancer. Subcell Biochem 61:597–625
Hammond S (2006) MicroRNAs as oncogenes. Curr Opin Genet Dev 16(1):4–9
Heard E, Martienssen RA (2014) Transgenerational epigenetic inheritance: myths and mechanisms. Cell 157(1):95–109
Heijmans BT, Tobi EW, Stein AD, Putter H, Blauw GJ, Susser ES, Slagboom PE, Lumey L (2008): Persistent epigenetic differences associated with prenatal exposure to famine in humans. Proc Natl Acad Sci U S A 105(44):17046–1749
Jansohn, Rothhämel (2012) Gentechnische Methoden. Springer, Berlin Heidelberg
Jenuwein T, Allis CD (2001) Translating the histone code. Science 293(5532):1074–1080
Jinek M, Chylinski K, Fonfara I, Hauer M, Doudna JA, Charpentier E. (2012) A programmable dual-RNA-guided DNA endonuclease in adaptive bacterial immunity. Science 337(6096)
Jung M, Pfeifer GP (2015) Aging and DNA methylation. BMC Biol 13
Löffler, Petrides, Heinrich (2007) Biochemie und Pathobiochemie, 9. Aufl. Springer, Berlin Heidelberg
Miescher F (1871) Ueber die chemische Zusammensetzung der Eiterzellen. Medicinisch-chemische Untersuchungen Heft 4, S. 441–460
Monk D (2015) Germline-derived DNA methylation and early embryo epigenetic reprogramming: The selected survival of imprints. Int J Biochem Cell Biol 67:128–38
Navickas R, Gal D, Laucevičius A, Taparauskaitė A, Zdanytė M, Holvoet (2016). Identifying circulating microRNAs as biomarkers of cardiovascular disease: a systematic review. Cardiovasc Res 111(4): 322–337

Pagliuca FW, Millman JR, Gürtler M, Segel M, Van Dervort A, Ryu JH, Peterson QP, Greiner D, Melton DA (2014) Generation of functional human pancreatic β cells in vitro. Cell. 159(2):428–439

Piletič K, Kunej T (2016) MicroRNA epigenetic signatures in human disease. Arch Toxicol 90(10): 2405–2419

Renthal W, Nestler E (2009) Histone acetylation in drug addiction. Semin Cell Dev Biol 20(4):387–394

Selzer, Marhöfer, Rohwer (2004) Angewandte Bioinformatik. Springer, Berlin Heidelberg

Shankar E, Kanwal R, Candamo M, Gupta S (2016) Dietary phytochemicals as epigenetic modifiers in cancer: Promise and challenges. Semin Cancer Biol 40–41:82–99

Stresemann C, Lyko (2008). Modes of action of the DNA methyltransferase inhibitors azacytidine and decitabine. Int J Cancer 123(1):8–13

Takahashi K, Yamanaka S: A decade of transcription factor-mediated reprogramming to pluripotency. Nat Rev Mol Cell Biol. 2016; 17(3):183–193

Takahashi K, Yamanaka S. Induction of pluripotent stem cells from mouse embryonic and adult fibroblast cultures by defined factors. Cell. 2006; 126(4):663–676.

Watson JD, Crick FH (1953) Molecular structure of nucleic acids; a structure for deoxyribose nucleic acid. Nature. 171(4356):737–738

Weaver IC, Cervoni N, Champagne FA, D'Alessio AC, Sharma S, Seckl JR, Dymov S, Szyf M, Meaney MJ (2004) Epigenetic programming by maternal behavior. Nat Neurosci 7(8):847–854

Zeilinger S, Kühnel B, Klopp N, Baurecht H, Kleinschmidt A, Gieger C, Weidinger S, Lattka E, Adamski J, Peters A, Strauch K, Waldenberger M, Illig T (2013) Tobacco smoking leads to extensive genome-wide changes in DNA methylation. PLoS One 8(5)

- **Weiterführende Literatur zum Thema Epigenetik**
- - **Artikel**

Allis C, Jenuwein T (2016) The molecular hallmarks of epigenetic control. *Nature Reviews Genetics*: http://www.nature.com/nrg/journal/v17/n8/full/nrg.2016.59.html

Simmons D (2008) Epigenetic Influences and Disease. *Nature Education*: http://www.nature.com/scitable/topicpage/epigenetic-influences-and-disease-895

Science Magazine special online collection on Epigenetics (2010): http://www.sciencemag.org/site/special/epigenetics/

- - **Bücher**

Armstrong L (2014): Epigenetics: GS Garland Science Taylor & Francis Group (2014). ISBN 978-0-8153-4553-4

Carey N (2012): The Epigenetics Revolution: How Modern Biology is Rewriting Our Understanding of Genetics, Disease and Inheritance. Icon Books ISBN: 1848313470

Francis R (2011) Epigenetics: The Ultimate Mystery of Inheritance. Norton & Company ISBN: 0393070050

Mukherjee S (2016) The Gene: An Intimate History. Scribner ISBN-10: 1476733503

Spork P (2009): Der zweite Code: Epigenetik - Oder wie wir unser Erbgut steuern können. Rowohlt Taschenbuch Verlag ISBN: 3499624400

Klinische Bedeutung der Epigenetik

Henriette Kirchner und Hendrik Lehnert

2.1 Epigenetische Veränderungen bei Krankheiten – eine Auswahl – 27
2.1.1 Adipositas, Typ-2-Diabetes und metabolisches Syndrom – 27
2.1.2 Neurologische und psychische Erkrankungen – 31
2.1.3 Krebserkrankungen – 33
2.1.4 Herzmuskelschwäche – erste Hinweise – 34

2.2 Epigenetische Biomarker – 34

2.3 Epigenetische Therapie – 35

2.4 Zusammenfassung und Ausblick – 37

Literatur – 38

© Springer-Verlag GmbH Deutschland, ein Teil von Springer Nature 2018
H. Lehnert, H. Kirchner, I. Kirmes, R. Dahm, *Epigenetik – Grundlagen und klinische Bedeutung*,
https://doi.org/10.1007/978-3-662-54023-7_2

> **Auf den Punkt gebracht**
> **Epigenetik – Klinische Bedeutung**
> - Epigenetische Änderungen entstehen durch Umweltfaktoren und Lebensstil (z. B. Bewegung, Ernährung, Nikotin) und können auch an Nachkommen weitergegeben werden.
> - Günstige Umweltbedingungen und ein gesunder Lebensstil haben einen vorteilhaften Einfluss auf die epigenetischen Modifikationen.
> - Epigenetische Prozesse spielen bei der Entstehung und dem Verlauf vieler Krankheiten eine Rolle, z. B. maligne, kardiale, neurologische und psychische Erkrankungen, Adipositas und Diabetes.
> - Epigenetische Modifikationen können molekularbiologisch gemessen werden und als Biomarker für die Diagnostik sowie aufgrund ihrer Änderungen im Krankheitsverlauf und unter Therapie für die Prognose einer Erkrankung von Bedeutung sein.
> - Zu den Krankheiten, bei denen epigenetische Biomarker Anwendung finden könnten, gehören Tumorerkrankungen von Lunge, Leber, Dickdarm, Prostata, Rachen, Leukämien, Multiple Sklerose und Suchterkrankungen.
> - Da epigenetische Veränderungen beeinflussbar und reversibel sind, werden Medikamente entwickelt, die diese Veränderungen modifizieren.
> - Bestimmten Leukämieformen werden bereits mit Inhibitoren der DNA-Methylierung und der Histondeacetylierung behandelt. Viele weitere Substanzen befinden sich in der klinischen Entwicklung.
> - Eine Behandlung mit epigenetischen Medikamenten ist eine individuelle Therapie. Es können nur diejenigen Tumore behandelt werden, die die epigenetischen Veränderungen aufweisen, für die das Medikament entwickelt wurde.
> - Eine epigenetische Therapie könnte also in Zukunft Teil einer Kombinationsbehandlung sein.

Epigenetische Prozesse beeinflussen die Genexpression, ohne dass es zu Änderungen der Basenpaare der DNA oder RNA kommt; sie sind die „Stellschrauben" für die Aktivierung oder Deaktivierung von Genen. Epigenetische Änderungen sind flexibel und reversibel, d. h. sie können im Verlauf des Lebens entstehen sowie durch Therapien und Lebensstiländerungen rückgängig gemacht werden. Die zugrundeliegenden Mechanismen umfassen DNA Methylierung, Histon-Modifikationen sowie nicht-kodierende RNAs wie z. B. die microRNAs, ▶ Abschn. 1.2.4. Epigenetische Veränderungen können vererbt werden, und sie sind essenziell für die Zelldifferenzierung (Entwicklung einer spezialisierten Zelle, z. B. Blut- oder Herzzelle, aus einer Stammzelle, siehe auch Grundlagen ▶ Abschn. 1.2.3), die Zellidentität, die Chromatinorganisation (Anordnung der DNA im Zellkern) und die physiologischen Alterungsprozesse. Darüber hinaus sind epigenetische Mechanismen an der Entstehung von Krankheiten beteiligt wie Krebs, Adipositas, Typ-2-Diabetes, Herz-Kreislauf- und neurogenerative Erkrankungen sowie Krankheiten des Immunsystems (Rakyan et al. 2001). Spezielle Nährstoffe (z. B. Folsäure, Vitamin B12) und Metabolite (z. B. S-Adenosylmethionin, das Abbauprodukt der Aminosäure Methionin) können physiologische und pathologische Prozesse beeinflussen, in dem sie die Genexpression über epigenetische Mechanismen verändern. Dabei haben Nährstoffe entweder einen direkten Einfluss auf die Enzyme, die die DNA-Methylierung oder Histon-Modifikationen verändern, oder sie beeinflussen die Verfügbarkeit der Co-Enzyme, die für diese Enzymreaktionen notwendig sind (Choi und Friso 2010; Jang und Serra 2014). Alle chromatinmodifizierenden Enzyme, wie z. B. die Histon-Acetylase und Histon-Methylase, benötigen Co-Enzyme wie ATP, Acetyl-CoenzymA oder S-Adenosylmethionin (SAM), die als Phosphat, Acetyl- oder Methyl-Spender fungieren. Die Konzentrationen dieser Co-Enzyme verändern sich während der Verstoffwechselung von kohlenhydrat- und fettreicher Nahrung (Martinez-Pastor et al. 2003). So hat etwa die Verfügbarkeit von Glukose und Acetyl-Coenzym A einen direkten Einfluss auf die Histon-Acetylierung in Säugetieren (Wellen et al. 2009). Deshalb ist der Zusammenhang zwischen epigenetischen Mechanismen und Stoffwechselkrankheiten wie Adipositas, Insulinresistenz und Typ-2-Diabetes von zunehmendem Interesse.

Der folgende Beitrag stellt den aktuellen Wissensstand der Bedeutung der Epigenetik für die Medizin dar, anhand ausgewählter Krankheiten, epigenetischer Biomarker und Therapien unter Berücksichtigung der derzeit noch bestehenden Limitationen.

2.1 Epigenetische Veränderungen bei Krankheiten – eine Auswahl

2.1.1 Adipositas, Typ-2-Diabetes und metabolisches Syndrom

Die Prävalenz und Inzidenz von Adipositas und Typ-2-Diabetes steigen weltweit. Neben Ernährungsfehlern, Bewegungsmangel und zunehmendem Alter tragen epigenetische Mechanismen zur Zunahme dieser Erkrankungen bei. Adipositas entsteht, wenn die Energieaufnahme den Energieverbrauch des Organismus übersteigt. Die Entstehung dieser Diskrepanz zwischen Energieaufnahme und -verbrauch ist bisher nicht vollständig bekannt. Genetische Prädisposition (McCarthy 2010) und Lebensstil-Faktoren (Pan et al. 1997) spielen eine bedeutsame Rolle. Die Epigenetik stellt eine wichtige Verbindung zwischen Genetik und Umwelt dar, denn individuelle epigenetische Muster werden sowohl durch die zugrundeliegende Genetik, wie etwa durch Mutationen (z. B. Single Nucleotide Polymorphismen (SNPs)), als auch durch Umweltfaktoren und Lebensstil wie Ernährung und körperliche Aktivität beeinflusst. Deswegen wird angenommen, dass epigenetische Mechanismen an der Entstehung von Adipositas und Typ-2-Diabetes beteiligt sind. Klinische Daten zeigen einen Zusammenhang zwischen veränderter DNA Methylierung in metabolisch relevanten Organen wie Leber, Muskel, Fettgewebe und Pankreas und der Entstehung von Adipositas sowie Typ-2-Diabetes (Kirchner et al. 2013). Aber auch Histonmodifizierungen (Haberland et al. 2009) und veränderte nicht-kodierende RNA-Signaturen (z. B. microRNAs) treten bei Adipositas und Typ-2-Diabetes (Vienberg et al. 2017) auf.

Im Vergleich zu Krebserkrankungen ist das Ausmaß der epigenetischen Veränderungen bei Stoffwechselkrankheiten geringer und noch nicht lange bekannt (Kirchner et al. 2013). Es handelt sich bei diesen nicht um ein komplettes Ausschalten eines Gens durch beispielsweise Promotorhypermethylierung, sondern eher um eine Feinregulierung mehrerer Gene, die z. B. am Fett- und Glukosestoffwechsel beteiligt sind. Dies steht im Einklang mit der Ätiologie von Stoffwechselkrankheiten, bei denen oft zahlreiche Gene und

Signaltransduktionswege gleichzeitig in mehreren Organen dereguliert sind (Keller und Attie 2010).

In-utero-Programmierung und das epigenetische Erbe mit seinen Folgen

Epigenetische Veränderungen können Langzeiteffekte auf das Körpergewicht, den Blutzuckerspiegel sowie das Herz-Kreislauf-System haben und über mehrere Generationen vererbt werden. Bekannte und nahezu historische Beispiele, die verdeutlichen wie sich Umweltfaktoren über epigenetische Veränderungen auf die Entstehung von Stoffwechselkrankheiten mehrerer Generationen auswirken, sind die Erkenntnisse aus den Överkalix-Studien (Golding et al. 2001; Pembrey et al. 2006) und die Auswirkungen des Niederländischen Hungerwinters (Ravelli et al. 1976; Lumey et al. 2007). Hunger und Mangelernährung erzeugten epigenetisch vermittelte Auswirkungen auf die Stoffwechsellage der Folgegenerationen. Ungeborene, die während ihrer pränatalen Entwicklung von der Hungersnot betroffen waren und mit einem niedrigen Gewicht geboren wurden, hatten später ein höheres Risiko als andere Menschen Übergewicht zu entwickeln – in Abhängigkeit des Entwicklungsstadiums, in dem sie sich zur Zeit der Hungersnot befanden (Pembrey et al. 2006; Ravelli et al. 1976; Heijmans et al. 2008). Seither haben viele weltweite Studien in den verschiedensten Kohorten gezeigt, dass ein signifikanter Zusammenhang zwischen niedrigem Geburtsgewicht und späteren Stoffwechselkrankheiten wie Adipositas und Typ-2-Diabetes besteht (Duque-Guimaraes 2013). Bislang basieren die meisten Erkenntnisse auf Beobachtungs- und aus Querschnittsstudien (einmalige Untersuchungen) und nicht aus Längsschnittstudien mit mehreren Untersuchungszeitpunkten und Probenentnahmen für molekulare Untersuchungen. Deshalb sind die genauen epigenetischen Mechanismen einschließlich der genetischen Loci, an denen die epigenetischen Veränderungen auftreten, kaum bekannt. Es konnte gezeigt werden, dass die DNA-Methylierung der imprinteten (geprägten) Gene (bei geprägten Genen ist entweder nur das von der Mutter oder nur das vom Vater stammende Gen aktiv, d. h. die Gene besitzen eine elterliche, epigenetische Prägung, siehe auch Grundlagen, ▶ Abschn. 1.2.6 IGF2 und INSIGF von Menschen, die während des Niederländischen Hungerwinters geboren wurden, reduziert und die der Gene GNASAS, MEG3, IL10, ABCA1 und LEP in der Leukozyten-DNA erhöht ist (Heijmans 2008; Tobi et al. 2009). Diese epigenetischen Veränderungen könnten für die Entstehung der beobachteten Stoffwechselstörungen verantwortlich für sein.

Hunger und Mangelernährung, aber auch elterliches Übergewicht, werden tierexperimentell simuliert, um präzise molekularbiologische Untersuchungen systematisch durchführen zu können. Außerdem werden Tiermodelle für Biopsien der stoffwechselaktiven Organe benötigt, also für Leber, Muskel und Pankreas. Die Tiermodelle imitieren die intrauterine Wachstumsretardierung *(in utero growth retardation*, IUGR), in dem die elterliche oder die plazentale Mangelernährung durch Proteinrestriktion bzw. Manipulation des plazentalen Blutflusses hervorgerufen wird. Weiterhin wird Übergewicht der Eltern durch Füttern einer zuckerhaltigen und fettreichen Diät erzeugt. Häufig haben die Nachkommen ein verringertes Geburtsgewicht, zeigen dann aber im späteren Leben ein gesteigertes, kompensatorisches Wachstum (catch-up Wachstum), das langfristig zu Übergewicht, Insulinresistenz und koronarer Herzkrankheit führen kann (Eriksson et al. 2002). Rattenmodelle, in denen die mütterliche Proteinration während der Schwangerschaft und

2.1 · Epigenetische Veränderungen bei Krankheiten – eine Auswahl

Säugezeit auf 40–50 % der normalen Proteinaufnahme reduziert wurde, produzieren Nachkommen mit Insulinresistenz, Defekten der Betazelle der Bauchspeicheldrüse und arterieller Hypertonie (Dahri et al. 1991). Die dritte Generation, also Menschen und Tiere, die nur indirekt vom Nährstoffmangel betroffen waren, zeigen eine ähnliche oder sogar eine stärkere klinische Ausprägung (Phänotyp) als die zweite Generation. Die epigenetischen Veränderungen, die durch Nährstoffmanipulation während der Gestationsphase tierexperimentell verursacht werden, scheinen nur bei den Nachkommen aufzutreten, nicht aber bei den betroffenen Muttertieren, denn die veränderten epigenetischen Muster können im Embryo nachgewiesen werden, nicht aber in der Plazenta (Sandovici et al. 2011; Sinclair et al. 2007). Die epigenetische Programmierung durch IUGR hat Einfluss auf die mitochondriale Funktion in den Zellen der Nachkommen, was zu oxidativem Stress (hohe Konzentration von schädigenden, freien Radikalen) und Mitochondriendysfunktion in der Bauchspeicheldrüse, der Leber und den Muskeln führt (Selak et al. 2003; Simmons et al. 2005; Simmons et al. 2001). Konkrete Beispiele für epigenetische Veränderungen, die durch IUGR verursacht werden, sind die Zunahme der DNA-Methylierung des Gens Hnf4a (hepatocyte nuclear factor 4a) in Pankreas-Inselzellen von Ratten (Sandovici et al. 2011) und der Histon-H3-Acetylierung der Gene Ppargc1 und Cpt1 in der Leber (Fu et al. 2004). Der *homeodomain-containing transcription factor* PDX1 wird durch IUGR mittels eines Zusammenspiels von Histonmodifizierung und veränderter DNA-Methylierung modifiziert. PDX1 ist essenziell für die Entwicklung des exokrinen und endokrinen Pankreas, und die PDX1 Genexpression ist nach IUGR in Ratten um 50 % reduziert (Park et al. 2008).

Die epigenetischen Veränderungen in Tiermodellen können zum Verständnis der epigenetischen Veränderungen beim Menschen beitragen sowie zur Aufklärung der Entstehung von Stoffwechselkrankheiten. So konnte kürzlich gezeigt werden, dass die PDX1-Methylierung nicht nur bei Ratten, sondern auch in Inselzellen von Typ-2-Diabetespatienten verändert und wahrscheinlich an der Diabetesentstehung beteiligt ist (Volkov et al. 2017).

Durch Mangelernährung erzeugte epigenetische und daraus resultierende klinische Veränderungen können aber auch paternal über das Sperma des Vaters vererbt werden. Die Ppara (Peroxisome proliferator-activated receptor alpha)-Expression und DNA-Methylierung in der Leber von Mäusen, deren Väter einer Proteinmangelernährung unterzogen wurden, ist verändert (Carone et al. 2010). In diesem Zusammenhang wurde bei Mäusen entdeckt, dass neben microRNA auch transferRNA (tRNA) im Spermium eine epigenetische Programmierung des Stoffwechsels vermitteln und so zu Stoffwechselkrankheiten wie Adipositas und Typ-2- Diabetes führen kann (Sharma et al. 2016).

Klinische Studien beim Menschen und Metaanalysen von klinischen Studien zeigen, dass Übergewicht von Schwangeren entweder zu erniedrigtem (McDonald et al. 2010) oder erhöhtem Geburtsgewicht führen kann (Qiao et al. 2015). Die Langzeitfolgen sowohl von niedrigem als auch von hohem Geburtsgewicht sind jedoch ähnlich und äußern sich – vermittelt über eine epigenetisch induzierte mitochondriale Dysfunktion und oxidativen Stress – in einer erhöhten Häufigkeit von Übergewicht, Typ-2-Diabetes und Herz-Kreislauferkrankungen der Kinder (Bayol et al. 2005; Guo et al. 1995; Kaati et al. 2002).

Ähnlich wie bei der Mangelernährung können auch die durch Überernährung verursachten epigenetischen Veränderungen über die Mutter (Sullivan et al. 2011) oder den Vater (Donkin et al. 2016) vererbt werden und haben erheblichen Anteil an der weltweiten Ausbreitung der Adipositas.

Interaktion Lebensstil - Epigenetik

Der Lebensstil beeinflusst das Risiko, an Adipositas, Typ-2-Diabetes und metabolischem Syndrom (Adipositas, Insulinresistenz, Hypertonie, Fettstoffwechselstörungen) zu erkranken. Dies geschieht zum Teil über die durch den Lebensstil hervorgerufenen epigenetischen Modifikationen, denn sowohl körperliche Aktivität (Ronn et al. 2013a) als auch Ernährung (Ronn et al. 2013a; Ronn et al. 2013b) haben Einfluss auf die epigenetischen Modifikationen in verschiedenen Organen und damit auf die Entstehung dieser Krankheiten. Klinische Studiendaten zeigen, dass solche Veränderungen durch körperliche Inaktivität (Ronn et al. 2013b) oder Adipositas (Barres et al. 2013; Kirchner et al. 2016) erworben werden. Unklar ist jedoch, ob diese Veränderungen kausal sind oder aus der veränderten Stoffwechsellage resultieren. In einer kürzlich veröffentlichten epidemiologischen Studie wurde die genomweite DNA-Methylierung in Blut von mehreren Tausend Probanden gemessen. Die mittels algorithmischer Modelle gewonnenen Daten lassen die Autoren schließen, dass die Veränderungen in der DNA-Methylierung eher eine Folge des erhöhten Körpergewichts sind als die Ursache (Wahl et al. 2017). Im Gegensatz dazu stehen Studien, die zeigen, dass eine Hypomethylierung des Gens *POMC* (pro-opio melanocortin), die mit Adipositas einhergeht, bereits in jungen Lebensjahren besteht und daher wahrscheinlich ursächlich für Adipositas ist (Kuhnen et al. 2016). Um diese Frage endgültig zu klären, werden Langzeitstudien benötigt. Sicher ist jedoch, dass das Epigenom (Gesamtheit der epigenetischen Zustände) eine gewisse Flexibilität aufweist. So verändert sich das Epigenom im Laufe des Lebens dynamisch (Fraga et al. 2005). Weiterhin zeigen aktuelle Studien, dass die epigenetischen Veränderungen bei Adipositas zum Teil durch Interventionen wie Sporttherapie (Ronn et al. 2013a; Ronn et al. 2013b; Barres et al. 2012; Nitert et al. 2012), Kalorienreduktion (Martin et al. 2013) oder Gewichtsreduktionschirurgie (Barres et al. 2013, Kirchner et al. 2014; Multhaup et al. 2015) reversibel sind. Diese klinischen Daten werden durch eine Vielzahl von Mausstudien unterstützt. Die negativen epigenetischen Effekte einer IUGR konnten durch Bewegungstraining der schwangeren Mausmütter gemindert werden (Miles et al. 2009). Auch eine Behandlung der Nachkommen mit dem Glucagon-like-peptide-1-Agonist Exendin-4 (zugelassenes Antidiabetikum, das die Glukose-abhängige Insulinfreisetzung aus den ß-Zellen des Pankreas verstärkt) nach IUGR machte die Histonmodifizierung am Gen Pdx1 im Pankreas in Ratten rückgängig, sodass die Pdx1-Expression wieder hergestellt wurde (Pinney et al. 2011). Diese Daten könnten ein Ansatz sein für eine gezielte epigenetische Modifikation zur Diabetesprävention und –therapie.

Epigenom-Weite-Assoziations-Studien (EWAS, Epigenome-Wide-Association-Studies) zu Adipositas und Diabetes

Die sinkenden Kosten für genomweite Analysen und die Weiterentwicklung von Arrays (Chip-Technologie), mit dem spezifisch mehrere hunderttausend DNA-Methylierungspositionen (sog. CpG loci) quantifiziert werden können (Bibikova et al. 2011), haben dazu beigetragen, dass immer mehr Epigenom-weite-Assoziations-Studien (EWAS) durchgeführt werden, um die klinischen Auswirkungen veränderter epigenetischer Muster zu untersuchen. Für die EWAS wird häufig DNA aus peripherem Blut verwendet, da es einfach und in ausreichenden Mengen von den unterschiedlichsten Populationen zur Verfügung steht. Ein weiterer Vorteil ist, dass die Daten verschiedener EWAS gut miteinander vergleichbar sind, da sie meistens auf demselben Array zur Messung der DNA-Methylierung beruhen, und dass häufig genetische Untersuchungen wie etwa die Bestimmung der SNPs parallel durchgeführt werden. In einem großen EWAS-Projekt an 5465 afro-amerikanischen Personen wurde nachgewiesen, dass Adipositas, gemessen am BMI (Body Mass Index) und Taillenumfang, mit veränderter DNA-Methylierung in Blut und Fettgewebe von Genen des Lipidstoffwechsels assoziiert ist (Demerath et al. 2015). Unter anderem war die DNA-Methylierung im Blut von *CPT1A* (Carnitin-Palmitoyl-Transferase 1A), *ABCG1* (ATP Binding Cassette Subfamily G Member) und *SREBF1* (Sterol Regulatory Element Binding Transcription Factor 1) verändert. Diese Ergebnisse konnten kürzlich in einer EWAS mit über 5000 Personen europäischer oder asiatischer Abstammung bestätigt werden. Auch in dieser Studie war unter anderem die DNA-Methylierung der Gene *ABCG1* und *SREBF1* im Blut signifikant mit dem BMI, der Nüchtern-Blutglukose und dem HbA1c (Glykosyliertes Hämoglobin) korreliert (Wahl et al. 2017). Weiterhin wurden in dieser Studie 187 CpG-loci definiert, anhand deren Methylierungsstatus im Blut das Risiko an Typ-2-Diabetes zu erkranken zukünftig eventuell berechnet werden könnte. Eine weitere große EWAS fand einen Zusammenhang zwischen *HIF3A* (hypoxia inducible transcription factor 3 alpha)-DNA-Methylierung im Blut und BMI (Dick et al. 2014). Häufig bleibt allerdings eine Validierung der EWAS-Ergebnisse durch nicht Array-basierte alternative Methylierungsanalysetechniken in unabhängigen Kohorten aus. Hinzu kommt, dass viele der jüngst gewonnenen genomweiten Daten aus Studien mit geringer statistischer Power stammen (Heijmans et al. 2012; Michels et al. 2013). Deshalb ist bisher unklar, ob die durch EWAS identifizierten Kandidatengene als Biomarker für Stoffwechselkrankheiten im klinischen Alltag entwickelt werden können, z. B. als Biomarker für eine frühe Diagnose, eine Risikoerkennung und als Target für neue Therapien sowie als Marker für das Ansprechen auf eine Therapie.

2.1.2 Neurologische und psychische Erkrankungen

Die epigenetische Kontrolle der Genexpression ist essenziell für die neuronale Entwicklung. Störungen in epigenetischen Mustern oder Mutationen in Genen, die die Epigenetik beeinflussen, können zu Erkrankungen des zentralen Nervensystems führen. Das Rett-Syndrom, eine autistische Erkrankung mit schweren körperlichen Behinderungen vor allem Mädchen betreffend, wird durch eine Mutation im MECP2-Gen verursacht (Amir et al. 1999). Das MECP2-Gen kodiert das Methyl-CpG-binding-protein-2 und ist ein wichtiger Bestandteil der Regulation der Genexpression durch DNA-Methylierung.

Die neurodegenerative Krankheit Morbus Parkinson geht ebenfalls mit epigenetischen Veränderungen einher. Bei Morbus Parkinson ist die DNA-Methylierung des Gens SNCA verringert (Jowaed et al. 2010), was zu einer erhöhten Produktion des Proteins Alpha-Synuclein führt. Die Ablagerung von unlöslichem, fehlgefaltetem Alpha-Synuclein in Nervenzellen wird als eine Ursache für Morbus Parkinson angenommen.

Veränderungen in der DNA-Methylierung finden sich auch bei der myotrophen Lateralsklerose (ALS). Die DNA-Methylierung von 38 CpG-Dinucleotiden ist im Gehirn von ALS-Patienten verändert (Morahan et al. 2009). Weiterhin wurde gezeigt, dass die CpG-Insel im Gen C9ORF72, das eine Hexanucleotid-Expansionsmutation trägt und als hauptverantwortlich für die genetischen Ursachen von ALS gilt, in DNA aus Blut, Gehirn und

Rückenmark von ALS-Patienten hypermethyliert ist (Xi et al. 2013). Diese Hypermethylierung korreliert mit dem klinischen Ausmaß der ALS-Erkrankung.

Epigenetische Mechanismen, besonders Veränderungen in der DNA-Methylierung, tragen wahrscheinlich auch zu der Entstehung von Multipler Sklerose (MS) bei. MS ist eine komplexe chronisch-entzündliche Krankheit, die zur Degeneration des zentralen Nervensystems führt. In der Hirnrinde von MS-Patienten, also in dem Gewebe, was von der Krankheit hauptsächlich betroffen ist, konnte eine Demethylierung des PAD2-Genpromotors festgestellt werden Mastronardi et al. 2007). Das *PAD2*-Gen kodiert die Peptidylargininintransferase 2, die sowohl im Gehirn als auch im Blut exprimiert ist und die für die De-Aminierung des Myelinproteins und den daraus resultierenden Verlust der Immuntoleranz in MS verantwortlich gemacht wird (Mastronardi 2005). Eine genomweite Untersuchung der DNA-Methylierung in Gehirnbiopsien von MS-Patienten konnte eine veränderte Methylierung von Genen nachweisen, die für die Regulation und das Überleben von Oligodendrozyten, einer Form der Gliazellen, wichtig sind (Huynh 2014). Epigenetische Studien, die an Blutzellen von MS-Patienten durchgeführt wurden, liefern allerdings uneinheitliche Ergebnisse. Während einige Studien klare Veränderungen der DNA-Methylierung in Blutzellen von MS-Patienten beschreiben (Calabrese et al. 2014; Graves et al. 2014) gibt es auch genspezifische (Ramagopalan et al. 2008) und genomweite (Baranzini et al. 2010) Untersuchungen, die keinen Zusammenhang zwischen MS und veränderter DNA-Methylierung im Blut finden.

Immer mehr Studien weisen darauf hin, dass epigenetische Mechanismen wie die DNA-Methylierung und Histonmodifizierung für die Bildung der Gedächtnisfunktion wichtig sind (Day et al. 2011; Fisher et al. 2003). Demzufolge sind epigenetische Veränderungen auch mit hoher Wahrscheinlichkeit an der Entstehung des Morbus Alzheimer beteiligt, einer Erkrankung, die ca. 60–70 % aller Demenzerkrankungen ausmacht und mit Verlust des Kurzzeitgedächtnis einhergeht (Burns 2009). Besonders Patienten mit spät einsetzender Erkrankung (Late-Onset Alzheimer's Disease, LOAD) weisen eine Hypomethylierung im Promotor des Gens für Apolipoprotein E-e4 auf. Apolipoprotein E-e4 ist ein starker Risikomarker für LOAD (Wang et al. 2008). Auch die DNA-Hydroxymethylierung, die beim Abbau von DNA-Methylierung auftritt, scheint beim Morbus Alzheimer verändert zu sein. Bei der Fruchtfliege (Drosophila) und in Mäusen konnte eine Veränderung der DNA-Hydroxymethylierung nachgewiesen werden, die besonders mit Veränderungen in neuronalen Signalwegen und mit Neurotoxizität einhergeht (Bernstein et al. 2016; Shu et al. 2016). Neben der Anhäufung amyloider Plaques zwischen den Neuronen im Gehirn spielen Taufibrillen eine wichtige Rolle bei der Entstehung von Alzheimer. Taufibrillen bestehen überwiegend aus dem Tauprotein und behindern den Transport von Nährstoffen und anderen wichtigen Substanzen innerhalb der Nervenzellen (Alonso et al. 2001). Alzheimer-Patienten weisen eine veränderte Promotormethylierung des Taugens auf, besonders an Bindestellen für wichtige Transkriptionsfaktoren (Sontag et al. 2007).

Auch bei Suchtkrankheiten gibt es Hinweise für epigenetische Mechanismen hinsichtlich der Suchtanfälligkeit und der Ausprägung der Symptome einerseits und der epigenetischen Änderungen durch das zugeführte Suchtagens und die Therapie andererseits (Egervari et al. 2017). Nikotin- und Alkoholabusus führen zu Änderungen der globalen DNA-Methylierung (Mittelwert der DNA Methylierung aller Gene). In einer Studie mit 363 alkoholabhängigen Patienten zeigte sich, dass Alkoholkonsum und Rauchen einen direkten Effekt auf die DNA-Methylierung haben, der nicht durch Vitaminmangel oder eine Homocysteinämie bedingt ist (Semmler et al. 2015). Ethanol führt bei Alkoholabhängigen insbesondere zu Veränderungen des Methylierungsstatus spezifischer Kandidatengene, z. B. in der Sequenz des Dopamin-Transporter-Gens (DAT) und des Pro-Opiomelanocortin-Gens (POMC) im Vergleich zu Gesunden (Hillemacher et al. 2009). Es wurden auch alkoholspezifische Methylierungsmuster gefunden, die nicht mit denen von Rauchern übereinstimmten und sich durch eine Kurzzeittherapie nahezu normalisierten. Vielleicht könnte ein Blutmethylierungstest zukünftig als Biomarker dazu dienen, den Alkoholkonsum sowie das Ansprechen auf eine Therapie festzustellen.

In einer Studie mit 77 Patienten wurde festgestellt, dass Spielsucht mit DNA-Methylierung des Dopamin-Rezeptor 2 (*DRD2*)-Gens assoziiert ist, die jedoch unterschiedlich ausgeprägt sein kann. Bei Abstinenz von 12 oder 30 Monaten war die Methylierung des DRD2-Gens signifikant niedriger als bei Nicht-Abstinenten (Hillemacher et al. 2015). Dieser Unterschied scheint sich jedoch nur bei Patienten mit hoher Impulsivität zu zeigen (Hillemacher et al. 2016). Patienten, die eine Behandlung gegen ihre Spielsucht in Anspruch nahmen, hatten ebenso eine geringere Methylierung im Vergleich zu Unbehandelten.

Bei Frauen mit Panikstörung wurde eine verminderte Methylierung des Monoaminooxidase-A (MAO-A)-Gens gefunden. Negative Lebensereignisse korrelierten zudem mit einer verminderten MAO-A-Methylierung, positive mit einer erhöhten MAO-A-Methylierung (Domschke et al. 2012). Diejenigen Patienten, die auf eine kognitive Verhaltenstherapie ansprachen, zeigten eine Erhöhung der MAO-A-Methylierung, die mit einer Verbesserung der Symptome korrelierte (Ziegler et al. 2016).

2.1.3 Krebserkrankungen

Die meisten Tumore gehen mit genetischen Veränderungen, Mutationen, einher. Viele Krebsarten besitzen jedoch eine molekulare Komplexität, die nicht alleine durch Mutationen erklärt werden kann. Epigenetische Veränderungen, die über somatische Zellteilungen hinweg vererbt werden, sind viel häufiger an der Pathogenese von Tumoren beteiligt als genetische Mutationen (Baylin und Jones 2011). Insbesondere werden Tumorsupressorgene (Gene, die das Zellwachstum und die Zellvermehrung und dadurch die Tumorbildung kontrollieren) durch Promotorhypermethylierung oder Histon-de-Acetylierung ausgeschaltet (Baylin und Jones 2011; Timp und Feinberg 2013). Weiterhin können in Tumoren Onkogene (Tumorgene, die gesunde Zellen zu Tumorzellen transformieren) durch Hyperacetylierung in wichtigen Promotor- und Enhancerregionen überexprimiert werden und so die Entstehung von Krebs begünstigen. Bei der akuten und chronisch myeloischen Leukämie (AML und CML) finden sich bei einer Vielzahl von Genen eine Hypermethylierung sowie bei der AML Veränderungen in der Histon-Acetylierung.

Da die krebsassoziierten epigenetischen Veränderungen reversibel sind, werden Medikamente entwickelt, um diese zu modifizieren. Veränderte Expression von micro-RNAs spielen bei der Entstehung des Kopf-Hals-Karzinoms eine besondere Rolle. Die microRNAs miR-21, miR-31, miR-504 und miR-10b fungieren als Onkogene im Kopf-Hals-Karzinom, indem sie Tumorsupressorgene unterdrücken (Tu et al. 2013). Besonders miR-21 ist relevant für das Überleben, die Invasion und die Metastasierung der Tumorzellen sowie für das Therapieansprechen (Bourguignon et al. 2012). Deshalb wird miR-21 auch als Marker für die Krankheitsprognose bei diesen Tumoren eingesetzt.

2.1.4 Herzmuskelschwäche – erste Hinweise

Kardiomyopathien (Dilatative Kardiomyopathie, DCM) sind Erkrankungen des Herzmuskels selbst, also nicht eine Folge anderer Herz- oder Gefäßerkrankungen. Sie führen unbehandelt zu einer Herzinsuffizienz. Neben Genmutationen (bei ca. 80 % der Erkrankten) scheinen auch epigenetische Veränderungen die Entstehung und den Verlauf der Krankheit zu beeinflussen. In einer Untersuchung an Herzmuskelgewebe wurden bei DCM-Patienten in 4 Genen krankheitsspezifische DNA-Methylierungen nachgewiesen, mit der Folge einer fast vollständigen Blockierung der mRNA-Expression bei 2 Genen – *LY75* und *ADORA2A* (Haas et al. 2013) Im Tiermodell zeigte sich, dass diese Blockierung zu einer deutlich eingeschränkten Pumpfunktion führte. Sollten sich diese Befunde in weiteren Studien bestätigen und die veränderte DNA-Methylierung auch in Leukozyten-DNA zu beobachten sein, könnten die Methylierungsmuster dieser 2 Gene als Biomarker für die Diagnose und die Prognoseeinschätzung eventuell wertvoll sein sowie in Abhängigkeit der Ergebnisse einen neuen Behandlungsansatz bieten.

2.2 Epigenetische Biomarker

Die Entwicklung der Next-Generation-Sequencing (NGS)–Technologie hat als Hochdurchsatz-Sequenzierung dazu geführt, dass epigenetische Marker immer häufiger als Biomarker in der Grundlagenforschung aber auch der klinischen Diagnostik eingesetzt werden. Prinzipiell eignen sich epigenetische Markierungen besonders gut als diagnostische Biomarker, da sie im Gegensatz zu z. B. mRNA (messenger RNA) in den Proben sehr stabil sind. Deswegen können sowohl DNA-Methylierung als auch microRNAs ohne große Verluste durch Degradierung in Urin, Blut, Plasma und fixierten Geweben gemessen werden. Weiterhin ist ein Vorteil von epigenetischen Biomarkern, dass sie dynamisch sind, denn sie verändern sich im Laufe des Lebens abhängig von Umwelteinflüssen, intrazellulärer Homöostase sowie Krankheitsverlauf und Krankheitsstadium. Genetische Biomarker hingegen sind statisch, da Veränderungen in der DNA-Sequenz nur selten innerhalb einer Generation auftreten. Die steigende Anzahl von klinischen Studien, die epigenetische Biomarker untersuchen, verdeutlicht die hohe Bedeutung der Epigenetik für die Medizin. Die voranschreitende Charakterisierung der gewebsspezifischen epigenetischen Signaturen im physiologischen und pathologischen Zustand (besonders in Tumoren) durch öffentlich geförderte Projekte, wie etwa dem Blueprint Epigenome Projekt, dem International Human Epigenome Consortium IHEC und dem NIH Roadmap Epigenomics Project (Romanoski et al. 2015), hat zur Anwendung von epigenetischen Biomarkern in der Klinik beigetragen. So wurden vor kurzem die individuellen Signaturen von 863 verschiedenen miroRNAs im Blut bei 14 Krankheiten, darunter Lungenkrebs, Prostatakrebs und Multiple Sklerose, charakterisiert (Keller et al. 2011). Anhand dieser microRNA-Signaturen im Blut konnte die Krankheit bei zwei Dritteln der Patienten akkurat diagnostiziert werden.

In der Krebsdiagnostik erfolgt eine Quantifizierung der DNA-Methylierung oder der spezifischen micro-RNAs. Beispielsweise wird der Methylierungsstatus in Exon 1 des Gens MGMT (O(6)-Methylguanin-DNA Methyltransferase) mittels Pyrosequenzierung quantifiziert. *MGMT*-Expression wird in Gehirn-, Lungen-, Dickdarm- und Brustkrebs durch DNA-Methylierung vermindert, was die DNA-Reparaturfunktion beeinträchtigt (Esteller et al. 2000; Hegi et al. 2004). Darüber hinaus ist der Methylierungsstatus zahlreicher spezifischer Genpromotoren beim Kolonkarzinom im Kolon erhöht, obwohl es zu einer globalen (genomweiten) Hypomethylierung im gesamten malignem Gewebe kommt (Feinberg und Vogelstein 1983; Toyota et al. 1999). Die pathologische DNA-Methylierung bei Kolonkarzinom kann mittels zellfreier DNA in Blut oder Stuhlproben betroffener Patienten gemessen werden (Danese et al. 2013). DNA-Methylierungs-Biomarker, die zur Kolonkarzinomdiagnostik eingesetzt werden, sind unter anderem *SLC5A8, SFRP1, SFRP2, CDH13, CRABP1, RUNX3, MINT1, MINT31, WNT5A* und in der Literatur zusammengefasst(Coppede et al. 2014). Des Weiteren ist ein epigenetischer Test zur Früherkennung von Darmkrebs mittels SEPTIN9-Methylierungsstatus im Blut auf dem Markt (Molnar et al. 2015; Jin et al. 2015). Der epigenetische SEPTIN9-Test ist empfindlicher und spezifischer als der Stuhltest auf okkultes Blut (Yan et al. 2016). Die allgemeine Sensitivität des SEPTIN9-Tests liegt bei 90 % (Warren et al. 2011). Ob dieser Test die klassische Endoskopie einmal ersetzen kann, ist Gegenstand laufender Diskussionen. Vielversprechende miRNAs, die in der klinischen Diagnostik eingesetzt werden können, sind miRNA-21 und miRNA-141. Die Konzentration von zirkulierender miRNA-21 ist bei Pankreaskarzinomen, Kopf-Hals-Karzinom und bei Myelodysplastischem Syndrom erhöht (Kim et al. 2004) MiRNAs regulieren beim Kopf-Hals-Karzinom viele zelluläre Prozesse in der Karzinogenese, der Entstehung von Therapieresistenz und Metastasierung. Die Erstellung von miRNA-Expressionsprofilen oropharyngealer Karzinome ermöglicht eine personalisierte Therapieselektion, da die Expression bestimmter miRNAs das Ansprechen auf zwei unterschiedliche Radiochemotherapieansätze vorhersagen kann. Darüber hinaus könnte eine Verbesserung der Therapie durch die Entwicklung von neuartigen miRNA-Therapeutika zukünftig erreicht werden. Weiterhin ist miRNA-21 ein potenzieller Biomarker für die Diagnostik von Leber- und Lungenkrebs (Tomimaru et al. 2012; Wie et al. 2011). Auch Serumkonzentrationen der zirkulierenden miRNA-141 könnten zukünftig als Biomarker für die Diagnose von Prostatakarzinom eingesetzt werden (Mitchell et al. 2008).

2.3 Epigenetische Therapie

Epigenetische Medikamente sind Substanzen, die die DNA-Methylierung, Histonmodifikation und micro-RNAs direkt beeinflussen. Des Weiteren werden Substanzen dazugezählt, die die Proteine verändern, die mit den epigenetischen Markierungen (also der DNA-Methylierung und Histonmodifizierung) interagieren. Da die tumorassoziierten epigenetischen Veränderungen bei den Patienten nicht einheitlich sind, müssen die Therapien individuell für jeden einzelnen Patienten entschieden werden. Epigenetische Medikamente können also nur bei den Tumorpatienten wirken, die die epigenetische Veränderung aufweisen, die das Medikament beeinflusst und die auf das Medikament ansprechen. Eine solche „maßgeschneiderte", Behandlung wird auch individualisierte Medizin genannt. Nicht alle Patienten, die an einer bestimmten Krebsart erkrankt sind, profitieren also von diesen Entwicklungen. Erschwerend kommt hinzu, dass Resistenzen entstehen können und die Epigenetik des Tumors sich ändert. Dennoch spielen die epigenetischen Medikamente, die bei Krebserkrankungen, insbesondere bei Leukämien – dem Krebs der blutbildenden Organe – eingesetzt werden, eine Vorreiterrolle. Derzeit befinden sich zwei Klassen solcher Krebsmedikamente in der klinischen Anwendung: Inhibitoren der DNA-Methyltransferasen und Inhibitoren der Histon-Deacetylasen. Letztere sind als Monotherapie nur in den Vereinigten Staaten von Amerika zugelassen. In der EU ist der Histon-Deacetylase-Hemmer Panobinostat nur in einer Kombinationstherapie bei rezidivierendem oder therapierefraktärem multiplem Myelom, zugelassen. Die DNA-Methyltransferaseinhibitoren 5-Azacytidin und Decitabin (5-Aza-2'-desoxycytidin) sind in Deutschland seit Dezember 2008 bzw. September 2012 für die Therapie von Leukämien, dem myelodysplastischen Syndrom, der chronischen myelomonozytären Leukämie und der akuten myeloischen Leukämie zugelassen. Die DNA-Methyltransferaseinhibitoren verändern die genomweite DNA-Methylierung und demzufolge die Genexpression. Spezifisch machen sie die Hypermethylierung von Tumorsupressorgenen, die in Leukämien auftritt, teilweise rückgängig, sodass die Expression und damit die Funktion dieser Tumorsupressorgene wieder hergestellt werden. 5-Azacytidin verbesserte in einer Studie das Gesamtüberleben um 9,4 Monate gegenüber der Standardtherapie (Fenaux 2009). In einer retrospektiven Analyse koreanischer Patientendaten hatten 5-Azacytidin und Decitabin vergleichbare Effekte auf die Lebensverlängerung bei akuter myeloischer Leukämie oder myelodysplastischem Syndrom (Lee et al. 2013). Der Nachteil der DNA-Methyltransferaseinhibitoren ist, dass sie relativ unspezifisch auf die genomweite DNA-Methylierung wirken. Die Folge sind viele Nebenwirkungen und eher indirekte als direkte zytotoxische Effekte auf die Tumorzellen. Dies erklärt, warum einige Patienten sehr gut auf die epigenetisch-wirksamen Medikamente ansprechen, andere hingegen Resistenzen aufweisen (Jones et al. 2016).

Die bisherigen DNA-Methyltransferaseinhibitoren sind in soliden Tumoren leider wenig wirksam, da die Halbwertszeit dieser Medikamente sehr kurz ist und ihre Wirkung auf die S-Phase (Synthese-Phase während der Interphase, in der die DNA-Replikation stattfindet) im Zellzyklus beschränkt ist (Stewart et al. 2009).

In der klinischen Entwicklung sind auch Substanzen die auf einzelne Defekte in Chromatin-kontrollierenden Genen in Tumoren zielen wie z. B. dem BRD4 Gen, das zur Familie der BET Proteine (Bromodomain and Extra-Terminal-Domain) gehört. *BRD4* kodiert das Protein Bromodomain-containing protein 4, welches an acetylierte Lysinreste in Histonen bindet und infolgedessen die Expression von Onkogenen reguliert. In einigen Tumorarten weist *BRD4* eine chromosomale Translokation auf, wodurch Onkogene wie *MYC*, das durch eine vermehrte Expression das Wachstum von Krebszellen induziert, angeschaltet werden (Filippakopoulos et al. 2010). BET-Inhibitoren, die spezifisch auf *BRD4* wirken, befinden sich momentan in klinischen Studien und zeigen erste vielversprechende Ergebnisse in überwiegend hämatologischen und aber auch einigen soliden Tumoren (Jones et al. 2016).

Eine weitere neue Stoffklasse an epigenetisch-wirksamen Medikamenten stellen Substanzen dar, die histonmodifizierende Proteine wie die H3K27-Histon-N-Methyltransferase EZH2 spezifisch hemmen. In einigen Tumorarten (Lymphom, Gliom, Sarkom und akute myeloische Leukämie) sind histonmodifizierende Proteine wie EZH2 mutiert. EZH2 Inhibitoren steuern nur Zellen an, die die EZH2-Mutation tragen (McCabe et al. 2012).

Diese hohe Spezifität ist ein großer Vorteil gegenüber den genomweit-wirkenden Medikamenten. In vielen klinischen Studien werden derzeit 30 Substanzen, die die DNA-Methylierung, die Histon-Modifikation und die microRNAs beeinflussen, auf ihre Wirksamkeit und Sicherheit bei Leukämien und soliden Tumoren untersucht (Jones et al. 2016).

Für die Behandlung der Hepatitis-C-Virusinfektion befindet sich das epigentisch wirksame Medikament Miravirsen, das die microRNA miRNA-122 hemmt, in den USA und Europa in klinischen Studien. Die microRNA miRNA-122 ist an der Entstehung von Lebererkrankungen wie Hepatitis, Fettleber und Zirrhose beteiligt (Janssen et al. 2013).

Tierexperimentelle Studien zeigen, dass Histon-Deacetylase (HDAC) Inhibitoren eventuell in der Therapie von Typ-1-Diabetes eingesetzt werden könnten. Typ-1-Diabetes ist eine chronische Autoimmunerkrankung, bei der die Insulin-produzierenden Betazellen im Pankreas durch Apoptose zerstört werden (Patterson et al. 2009). HDAC-Inhibitoren verhindern in Zellkulturen die Cytokin-induzierte Apoptose der Betazellen (Larsen et al. 2007; Chou et al. 2012). Mausmodelle zeigen, dass eine genetische Deletion der Klasse IIa HDACs (HDAC 5 und -9) zu einer Erhöhung der Betazellmasse führt (Lenoir et al. 2011). Aufgrund ihrer anti-inflammatorischen Wirkung könnten HDAC-Inhibitoren zukünftig eventuell zur Therapie von Typ-1-Diabetes eingesetzt werden.

2.4 Zusammenfassung und Ausblick

Epigenetische Prozesse steuern die Expression und damit die Aktivität unserer Gene auf zellulärer Ebene; sie gelten als das Bindeglied zwischen Umwelteinflüssen und Genen. Die wesentlichen epigenetischen Modifikationen sind die Methylierung der DNA, die Histon-Modifizierung und die Blockierung der Boten-RNA durch microRNAs. Epigenetische Modifikationen spielen bei der biologischen Entwicklung sowie bei Entstehung und Verlauf vieler Erkrankungen eine große Rolle. Kenntnisse der epigenetischen Steuerungsmechanismen können zu neuen Ansätzen beim Verständnis der Entwicklungsbiologie und der Pathophysiologie von Krankheiten führen. Die Bedeutung epigenetischer Änderungen bei der Krankheitsentstehung, die Reversibilität und Beeinflussbarkeit durch Lebensstil und Umwelt machen sie zum Ziel neuer therapeutischer Entwicklungen in der Medizin. Epigenetische Medikamente, die zielgerichtet und selektiv an der epigenetischen Veränderung definierter Gene angreifen, haben das Potenzial, die epigenetische Ursache einer Krankheit zu beseitigen. In Europa sind derzeit zwei Substanzen für die Behandlung von Leukämien in der klinischen Anwendung. Viele neue Substanzen befinden sich in präklinischen und klinischen Studien. Eine weitere mögliche Option für den Einsatz in der Klinik ist die Entwicklung von epigenetischen Biomarkern. Da die epigenetischen Veränderungen mit molekularbiologischen Methoden gemessen werden können und sich im Krankheitsverlauf sowie unter Behandlung verändern, könnten sie zukünftig als Biomarker für Diagnose, Krankheitsprogression und das Ansprechen auf eine Therapie herangezogen werden.

In Anbetracht der Komplexität chronischer Erkrankungen und der Heterogenität von Tumoren könnte die zukünftige Anwendung der Epigenetik als ein personalisierter Therapiebaustein in Kombination mit anderen neuartigen und traditionellen Therapien in die Versorgung von Patienten integriert werden. Um Fortschritte zu erzielen und Erkenntnisse gewinnbringend für Patienten zu entwickeln, bedarf es einer engen Zusammenarbeit in internationalen Epigenetik-Konsortien/Epigenom-Projekten wie z. B. dem International Human Epigenome Consortium (IHEC), eine Schirmorganisation, die viele internationale Epigenom-Projekte zusammenführt.

Literatur

Alonso A, Zaidi T, Novak M, Grundke-Iqbal I, Iqbal K (2001) Hyperphosphorylation induces self-assembly of tau into tangles of paired helical filaments/straight filaments. Proceedings of the National Academy of Sciences of the United States of America. [Research Support, Non-U.S. Gov't Research Support, U.S. Gov't, P.H.S.]. Jun 05;98(12):6923–6928

Amir RE, Van den Veyver IB, Wan M, Tran CQ, Francke U, Zoghbi H (1999). Rett syndrome is caused by mutations in X-linked MECP2, encoding methyl-CpG-binding protein 2. Nature genetics. Oct;23(2):185–188

Baranzini SE, Mudge J, van Velkinburgh JC, Khankhanian P, Khrebtukova I, Miller NA, et al. (2010) Genome, epigenome and RNA sequences of monozygotic twins discordant for multiple sclerosis. Nature. [Research Support, N.I.H., Extramural Research Support, Non-U.S. Gov't Twin Study]. Apr 29;464(7293):1351–1356

Barres R, Kirchner H, Rasmussen M, Yan J, Kantor FR, Krook A, et al. (2013) Weight Loss after Gastric Bypass Surgery in Human Obesity Remodels Promoter Methylation. Cell reports. Apr 10

Barres R, Yan J, Egan B, Treebak JT, Rasmussen M, Fritz T, et al. (2012)Acute exercise remodels promoter methylation in human skeletal muscle. Cell metabolism. [Research Support, Non-U.S. Gov't]. Mar 7;15(3):405–411

Baylin SB, Jones PA (2011) A decade of exploring the cancer epigenome - biological and translational implications. Nature reviews Cancer. [Historical Article Research Support, N.I.H., Extramural Research Support, Non-U.S. Gov't Review]. 2011 Oct;11(10):726–734

Bayol SA, Simbi BH, Stickland NC (2005) A maternal cafeteria diet during gestation and lactation promotes adiposity and impairs skeletal muscle development and metabolism in rat offspring at weaning. J Physiol. [Research Support, Non-U.S. Gov't]. 2005 Sep 15;567(Pt 3):951–961

Bernstein AI, Lin Y, Street RC, Lin L, Dai Q, Yu L, et al. (2016) 5-Hydroxymethylation-associated epigenetic modifiers of Alzheimer's disease modulate Tau-induced neurotoxicity. Human molecular genetics. Jun 15;25(12):2437–2450

Bibikova M, Barnes B, Tsan C, Ho V, Klotzle B, Le JM, et al. (2011) High density DNA methylation array with single CpG site resolution. Genomics. Oct;98(4):288–295

Bourguignon LY, Earle C, Wong G, Spevak CC, Krueger (2012) Stem cell marker (Nanog) and Stat-3 signaling promote MicroRNA-21 expression and chemoresistance in hyaluronan/CD44-activated head and neck squamous cell carcinoma cells. Oncogene. [Research Support, N.I.H., Extramural]. Jan 12;31(2):149-160

Burns A, Iliffe S (2009) Alzheimer's disease. Bmj. [Review]. Feb 05;338:b158

Calabrese R, Valentini E, Ciccarone F, Guastafierro T, Bacalini MG, Ricigliano VA, et al. (2014) TET2 gene expression and 5-hydroxymethylcytosine level in multiple sclerosis peripheral blood cells. Biochimica et biophysica acta. [Research Support, Non-U.S. Gov't]. Jul;1842(7):1130–1136

Carone BR, Fauquier L, Habib N, Shea JM, Hart CE, Li R, et al. (2010) Paternally induced transgenerational environmental reprogramming of metabolic gene expression in mammals. Cell. Dec 23;143(7): 1084–1096

Choi SW, Friso S (2010) Epigenetics: A New Bridge between Nutrition and Health. Adv Nutr. Nov;1(1): 8–16

Chou DH, Holson EB, Wagner FF, Tang AJ, Maglathlin RL, Lewis TA, et al. (2012) Inhibition of histone deacetylase 3 protects beta cells from cytokine-induced apoptosis. Chem Biol. [Research Support, N.I.H., Extramural Research Support, Non-U.S. Gov't]. Jun 22;19(6):669–673

Coppede F, Lopomo A, Spisni R, Migliore L (2014) Genetic and epigenetic biomarkers for diagnosis, prognosis and treatment of colorectal cancer. World J Gastroenterol. [Research Support, Non-U.S. Gov't Review]. Jan 28;20(4):943–956

Literatur

Dahri S, Snoeck A, Reusens-Billen B, Remacle C, Hoet JJ (1991) Islet function in offspring of mothers on low-protein diet during gestation. Diabetes. [Research Support, Non-U.S. Gov't]. Dec;40 Suppl 2:115–120

Danese E, Minicozzi AM, Benati M, Montagnana M, Paviati E, Salvagno GL, et al. (2013) Epigenetic alteration: new insights moving from tissue to plasma - the example of PCDH10 promoter methylation in colorectal cancer. Br J Cancer. Aug 06;109(3):807–813

Day JJ, Sweatt JD (2011) Epigenetic mechanisms in cognition. Neuron. [Research Support, N.I.H., Extramural Research Support, Non-U.S. Gov't Review]. 2011 Jun 09;70(5):813–829

Demerath EW, Guan W, Grove ML, Aslibekyan S, Mendelson M, Zhou YH, et al. (2015) Epigenome-wide association study (EWAS) of BMI, BMI change and waist circumference in African American adults identifies multiple replicated loci. Human molecular genetics. [Research Support, American Recovery and Reinvestment Act Research Support, N.I.H., Extramural Research Support, N.I.H., Intramural Research Support, Non-U.S. Gov't]. Aug 1;24(15):4464–4479

Dick KJ, Nelson CP, Tsaprouni L, Sandling JK, Aissi D, Wahl S, et al. (2014) DNA methylation and body-mass index: a genome-wide analysis. Lancet. [Research Support, Non-U.S. Gov't]. Jun 07;383(9933):1990–1998

Domschke K, Tidow N, Kuithan H, Schwarte K, Klauke B, Ambree O, et al. (2012) Monoamine oxidase A gene DNA hypomethylation - a risk factor for panic disorder? Int J Neuropsychopharmacol. [Research Support, Non-U.S. Gov't]. Oct;15(9):1217–1228

Donkin I, Versteyhe S, Ingerslev LR, Qian K, Mechta M, Nordkap L, et al. (2016) Obesity and Bariatric Surgery Drive Epigenetic Variation of Spermatozoa in Humans. Cell Metabolism. [Research Support, Non-U.S. Gov't]. Feb 09;23(2):369–378

Duque-Guimaraes DE, Ozanne SE (2013) Nutritional programming of insulin resistance: causes and consequences. Trends in endocrinology and metabolism: TEM. [Research Support, Non-U.S. Gov't Review]. Oct;24(10):525–535

Egervari G, Ciccocioppo R, Jentsch JD, Hurd YL (2017) Shaping vulnerability to addiction - the contribution of behavior, neural circuits and molecular mechanisms. Neurosci Biobehav Rev. [Review]. May 29

Eriksson JG, Forsen T, Tuomilehto J, Jaddoe VW, Osmond C, Barker DJ (2002) Effects of size at birth and childhood growth on the insulin resistance syndrome in elderly individuals. Diabetologia. [Multicenter Study Research Support, Non-U.S. Gov't]. Mar;45(3):342–348

Esteller M, Garcia-Foncillas J, Andion E, Goodman SN, Hidalgo OF, Vanaclocha V, et al. (2000) Inactivation of the DNA-repair gene MGMT and the clinical response of gliomas to alkylating agents. The New England journal of medicine. Nov 09;343(19):1350–1354

Feinberg AP, Vogelstein B (1983) Hypomethylation distinguishes genes of some human cancers from their normal counterparts. Nature. [Research Support, U.S. Gov't, P.H.S.]. Jan 06;301(5895):89–92

Filippakopoulos P, Qi J, Picaud S, Shen Y, Smith WB, Fedorov O, et al. (2010) Selective inhibition of BET bromodomains. Nature. [Research Support, N.I.H., Extramural Research Support, Non-U.S. Gov't]. Dec 23;468(7327):1067–1073

Fisher SJ, Kahn CR (2003) Insulin signaling is required for insulin's direct and indirect action on hepatic glucose production. The Journal of clinical investigation. Feb;111(4):463–468

Fraga MF, Ballestar E, Paz MF, Ropero S, Setien F, Ballestar ML, et al. (2005) Epigenetic differences arise during the lifetime of monozygotic twins. Proceedings of the National Academy of Sciences of the United States of America. Jul 26;102(30):10604–10609

Fu Q, McKnight RA, Yu X, Wang L, Callaway CW, Lane RH (2004) Uteroplacental insufficiency induces site-specific changes in histone H3 covalent modifications and affects DNA-histone H3 positioning in day 0 IUGR rat liver. Physiol Genomics. [Research Support, N.I.H., Extramural Research Support, Non-U.S. Gov't Research Support, U.S. Gov't, P.H.S.]. Dec 15;20(1):108–116

Golding J, Pembrey M, Jones R (2001) ALSPAC—the Avon Longitudinal Study of Parents and Children. I. Study methodology. Paediatr Perinat Epidemiol. [Research Support, Non-U.S. Gov't Research Support, U.S. Gov't, P.H.S.]. Jan;15(1):74–87

Graves MC, Benton M, Lea RA, Boyle M, Tajouri L, Macartney-Coxson D, et al. (2014) Methylation differences at the HLA-DRB1 locus in CD4+ T-Cells are associated with multiple sclerosis. Mult Scler. Jul;20(8):1033–1041

Guo F, Jen KL (1995) High-fat feeding during pregnancy and lactation affects offspring metabolism in rats. Physiology & behavior. [Research Support, U.S. Gov't, P.H.S.]. Apr;57(4):681–686

Haas J, Frese KS, Park YJ, Keller A, Vogel B, Lindroth AM, et al. (2013) Alterations in cardiac DNA methylation in human dilated cardiomyopathy. EMBO Mol Med. [Research Support, Non-U.S. Gov't]. Mar;5(3):413–429

Haberland M, Montgomery RL, Olson EN (2009) The many roles of histone deacetylases in development and physiology: implications for disease and therapy. Nature reviews Genetics. Jan;10(1):32–42

Hegi ME, Diserens AC, Godard S, Dietrich PY, Regli L, Ostermann S, et al. (2004) Clinical trial substantiates the predictive value of O-6-methylguanine-DNA methyltransferase promoter methylation in glioblastoma patients treated with temozolomide. Clin Cancer Res. [Clinical Trial Clinical Trial, Phase II Multicenter Study Research Support, Non-U.S. Gov't]. Mar 15;10(6):1871–1874

Heijmans BT, Mill (2012). Commentary: The seven plagues of epigenetic epidemiology. Int J Epidemiol. [Comment Research Support, N.I.H., Extramural Research Support, Non-U.S. Gov't]. Feb;41(1):74–77

Heijmans BT, Tobi EW, Stein AD, Putter H, Blauw GJ, Susser ES, et al. (2008) Persistent epigenetic differences associated with prenatal exposure to famine in humans. Proceedings of the National Academy of Sciences of the United States of America. Nov 4;105(44):17046–17049

Hillemacher T, Frieling H, Buchholz V, Hussein R, Bleich S, Meyer C, et al. (2015) Alterations in DNA-methylation of the dopamine-receptor 2 gene are associated with abstinence and health care utilization in individuals with a lifetime history of pathologic gambling. Prog Neuropsychopharmacol Biol Psychiatry. [Research Support, Non-U.S. Gov't]. Dec 03;63:30–34

Hillemacher T, Frieling H, Buchholz V, Hussein R, Bleich S, Meyer C, et al. (2016) Dopamine-receptor 2 gene-methylation and gambling behavior in relation to impulsivity. Psychiatry Res. [Letter Research Support, Non-U.S. Gov't]. May 30;239:154–155

Hillemacher T, Frieling H, Hartl T, Wilhelm J, Kornhuber J, Bleich S (2009) Promoter specific methylation of the dopamine transporter gene is altered in alcohol dependence and associated with craving. J Psychiatr Res. Jan;43(4):388–392

Huynh JL, Garg P, Thin TH, Yoo S, Dutta R, Trapp BD, et al. (2014) Epigenome-wide differences in pathology-free regions of multiple sclerosis-affected brains. Nat Neurosci. [Research Support, N.I.H., Extramural Research Support, Non-U.S. Gov't Research Support, U.S. Gov't, Non-P.H.S.]. Jan;17(1):121–130

Jang H, Serra (2014) Nutrition, epigenetics, and diseases. Clin Nutr Res. [Review]. Jan;3(1):1–8

Janssen HL, Reesink HW, Lawitz EJ, Zeuzem S, Rodriguez-Torres M, Patel K, et al. (2013) Treatment of HCV infection by targeting microRNA. The New England journal of medicine. May 2;368(18):1685–1694

Jin P, Kang Q, Wang X, Yang L, Yu Y, Li N, et al. (2015) Performance of a second-generation methylated SEPT9 test in detecting colorectal neoplasm. J Gastroenterol Hepatol. [Comparative Study Research Support, Non-U.S. Gov't]. May;30(5):830–833

Jones PA, Issa JP, Baylin S (2016). Targeting the cancer epigenome for therapy. Nature reviews Genetics. [Review]. 2016 Sep 15;17(10):630–641

Jowaed A, Schmitt I, Kaut O, Wullner U (2010) Methylation regulates alpha-synuclein expression and is decreased in Parkinson's disease patients' brains. J Neurosci. [Research Support, Non-U.S. Gov't]. May 05;30(18):6355–6359

Kaati G, Bygren LO, Edvinsson (2002). Cardiovascular and diabetes mortality determined by nutrition during parents' and grandparents' slow growth period. European journal of human genetics : EJHG. [Research Support, Non-U.S. Gov't]. Nov;10(11):682–688

Keller A, Leidinger P, Bauer A, Elsharawy A, Haas J, Backes C, et al. (2011) Toward the blood-borne miRNome of human diseases. Nat Methods. [Research Support, Non-U.S. Gov't]. Sep 04;8(10):841–843

Keller MP, Attie AD (2010) Physiological insights gained from gene expression analysis in obesity and diabetes. Annual review of nutrition. [Research Support, N.I.H., Extramural Research Support, Non-U.S. Gov't Review]. 2010 Aug 21;30:341–364

Kim Y, Cheong JW, Kim YK, Eom JI, Jeung HK, Kim SJ, et al. (2014) Serum microRNA-21 as a Potential Biomarker for Response to Hypomethylating Agents in Myelodysplastic Syndromes. PloS one. Feb 4;9(2)

Kirchner H, Nylen C, Laber S, Barres R, Yan J, Krook A, et al. (2014) Altered promoter methylation of PDK4, IL1 B, IL6, and TNF after Roux-en Y gastric bypass. Surg Obes Relat Dis. [Research Support, Non-U.S. Gov't]. Jul-Aug;10(4):671–678

Kirchner H, Osler ME, Krook A, Zierath JR (2013) Epigenetic flexibility in metabolic regulation: disease cause and prevention? Trends in cell biology. May;23(5):203–209

Kirchner H, Sinha I, Gao H, Ruby MA, Schonke M, Lindvall JM, et al. (2016) Altered DNA methylation of glycolytic and lipogenic genes in liver from obese and type 2 diabetic patients. Mol Metab. Mar;5(3):171–218.

Kuhnen P, Handke D, Waterland RA, Hennig BJ, Silver M, Fulford AJ, et al. (2016) Interindividual Variation in DNA Methylation at a Putative POMC Metastable Epiallele Is Associated with Obesity. Cell Metabolism. Sep 13;24(3):502–509

Larsen L, Tonnesen M, Ronn SG, Storling J, Jorgensen S, Mascagni P, et al. (2007) Inhibition of histone deacetylases prevents cytokine-induced toxicity in beta cells. Diabetologia. [Research Support, Non-U.S. Gov't]. Apr;50(4):779–789

Lee YG, Kim I, Yoon SS, Park S, Cheong JW, Min YH, et al. (2013) Comparative analysis between azacitidine and decitabine for the treatment of myelodysplastic syndromes. Br J Haematol. [Clinical Trial Comparative Study Multicenter Study]. May;161(3):339–347

Lenoir O, Flosseau K, Ma FX, Blondeau B, Mai A, Bassel-Duby R, et al. (2011) Specific control of pancreatic endocrine beta- and delta-cell mass by class IIa histone deacetylases HDAC4, HDAC5, and HDAC9. Diabetes. [Research Support, Non-U.S. Gov't]. Nov;60(11):2861–2871

Lumey LH, Stein AD, Kahn HS, van der Pal-de Bruin KM, Blauw GJ, Zybert PA, et al. (2007) Cohort profile: the Dutch Hunger Winter families study. Int J Epidemiol. [Research Support, N.I.H., Extramural]. Dec;36(6):1196–1204.

Martin SL, Hardy TM, Tollefsbol TO (2013) Medicinal chemistry of the epigenetic diet and caloric restriction. Curr Med Chem. [Research Support, N.I.H., Extramural Research Support, Non-U.S. Gov't Review].20(32):4050–4059

Martinez-Pastor B, Cosentino C, Mostoslavsky R (2013) A Tale of Metabolites: The Cross-Talk between Chromatin and Energy Metabolism. Cancer Discov. May;3(5):497–501

Mastronardi FG, Moscarello MA (2005) Molecules affecting myelin stability: a novel hypothesis regarding the pathogenesis of multiple sclerosis. J Neurosci Res. [Research Support, Non-U.S. Gov't Review]. May 01;80(3):301–308

Mastronardi FG, Noor A, Wood DD, Paton T, Moscarello MA. Peptidyl argininedeiminase 2 CpG island in multiple sclerosis white matter is hypomethylated. J Neurosci Res. [Research Support, Non-U.S. Gov't]. 2007 Jul;85(9):2006–2016

McCabe MT, Ott HM, Ganji G, Korenchuk S, Thompson C, Van Aller GS, et al. (2012) EZH2 inhibition as a therapeutic strategy for lymphoma with EZH2-activating mutations. Nature. Dec 06;492(7427): 108–112

McCarthy MI (2010) Genomics, type 2 diabetes, and obesity. The New England journal of medicine. Dec 9;363(24):2339–2350

McDonald SD, Han Z, Mulla S, Beyene J (2010) Overweight and obesity in mothers and risk of preterm birth and low birth weight infants: systematic review and meta-analyses. Bmj. [Meta-Analysis Research Support, Non-U.S. Gov't Review]. Jul 20;341:c3428

Michels KB, Binder AM, Dedeurwaerder S, Epstein CB, Greally JM, Gut I, et al. (2013) Recommendations for the design and analysis of epigenome-wide association studies. Nat Methods. [Research Support, Non-U.S. Gov't Review]. Oct;10(10):949–955

Miles JL, Huber K, Thompson NM, Davison M, Breier BH (2009) Moderate daily exercise activates metabolic flexibility to prevent prenatally induced obesity. Endocrinology. [Research Support, Non-U.S. Gov't]. Jan;150(1):179–186

Mitchell PS, Parkin RK, Kroh EM, Fritz BR, Wyman SK, Pogosova-Agadjanyan EL, et al. (2008) Circulating microRNAs as stable blood-based markers for cancer detection. Proceedings of the National Academy of Sciences of the United States of America. [Research Support, N.I.H., Extramural Research Support, Non-U.S. Gov't]. Jul 29;105(30):10513–10518

Molnar B, Toth K, Bartak BK, Tulassay (2015). Plasma methylated septin 9: a colorectal cancer screening marker. Expert Rev Mol Diagn. 2015 Feb;15(2):171–184

Morahan JM, Yu B, Trent RJ, Pamphlett R (2009) A genome-wide analysis of brain DNA methylation identifies new candidate genes for sporadic amyotrophic lateral sclerosis. Amyotroph Lateral Scler. [Research Support, Non-U.S. Gov't]. 2009 Oct-Dec; 10(5-6): 418–429

Multhaup ML, Seldin MM, Jaffe AE, Lei X, Kirchner H, Mondal P, et al. (2015) Mouse-human experimental epigenetic analysis unmasks dietary targets and genetic liability for diabetic phenotypes. Cell Metabolism. Jan 6;21(1):138–149

Nitert MD, Dayeh T, Volkov P, Elgzyri T, Hall E, Nilsson E, et al. (2012) Impact of an exercise intervention on DNA methylation in skeletal muscle from first-degree relatives of patients with type 2 diabetes. Diabetes Dec;61(12):3322–3332

Pan XR, Li GW, Hu YH, Wang JX, Yang WY, An ZX, et al. (1997) Effects of diet and exercise in preventing NIDDM in people with impaired glucose tolerance. The Da Qing IGT and Diabetes Study. Diabetes Care. [Clinical Trial Comparative Study Randomized Controlled Trial Research Support, Non-U.S. Gov't]. Apr;20(4):537–544

Park JH, Stoffers DA, Nicholls RD, Simmons RA (2008) Development of type 2 diabetes following intrauterine growth retardation in rats is associated with progressive epigenetic silencing of Pdx1. The Journal of clinical investigation. [Research Support, N.I.H., Extramural]. Jun;118(6):2316–2324

Patterson CC, Dahlquist GG, Gyurus E, Green A, Soltesz G (2009). Incidence trends for childhood type 1 diabetes in Europe during 1989-2003 and predicted new cases 2005-20: a multicentre prospective registration study. Lancet. [Research Support, Non-U.S. Gov't]. 2009 Jun 13;373(9680):2027–2033

Pembrey ME, Bygren LO, Kaati G, Edvinsson S, Northstone K, Sjostrom M, et al. (2006) Sex-specific, male-line transgenerational responses in humans. European journal of human genetics : EJHG. Feb;14(2):159–166

Pinney SE, Jaeckle Santos LJ, Han Y, Stoffers DA, Simmons R (2011) Exendin-4 increases histone acetylase activity and reverses epigenetic modifications that silence Pdx1 in the intrauterine growth retarded rat. Diabetologia. Oct;54(10):2606–2614

Qiao Y, Ma J, Wang Y, Li W, Katzmarzyk PT, Chaput JP, et al (2015). Birth weight and childhood obesity: a 12-country study. Int J Obes Suppl. Dec;5(Suppl 2): S74–79

Rakyan VK, Down TA, Balding DJ, Beck S (2011) Epigenome-wide association studies for common human diseases. Nature reviews Genetics. [Research Support, Non-U.S. Gov't Review] Jul 12;12(8):529–541

Ramagopalan SV, Dyment DA, Morrison KM, Herrera BM, Deluca GC, Lincoln MR, et al. (2008) Methylation of class II transactivator gene promoter IV is not associated with susceptibility to multiple sclerosis. BMC Med Genet. [Research Support, Non-U.S. Gov't Twin Study]. Jul 07;9:63

Ravelli GP, Stein ZA, Susser MW (1976) Obesity in young men after famine exposure in utero and early infancy. The New England journal of medicine. [Research Support, U.S. Gov't, P.H.S.]. Aug 12;295(7):349–353

Romanoski CE, Glass CK, Stunnenberg HG, Wilson L, Almouzni G (2015) Epigenomics: Roadmap for regulation. Nature. Feb 19;518(7539):314–316

Ronn T, Ling C (2013a) Effect of exercise on DNA methylation and metabolism in human adipose tissue and skeletal muscle. Epigenomics. [Editorial]. Dec;5(6):603–605

Ronn T, Volkov P, Davegardh C, Dayeh T, Hall E, Olsson AH, et al (2013b). A six months exercise intervention influences the genome-wide DNA methylation pattern in human adipose tissue. PLoS genetics Jun;9(6):e1003572

Sandovici I, Smith NH, Nitert MD, Ackers-Johnson M, Uribe-Lewis S, Ito Y, et al. (2011) Maternal diet and aging alter the epigenetic control of a promoter-enhancer interaction at the Hnf4a gene in rat pancreatic islets. Proceedings of the National Academy of Sciences of the United States of America. [Research Support, Non-U.S. Gov't]. Mar 29;108(13):5449–5454

Selak MA, Storey BT, Peterside I, Simmons RA (2003) Impaired oxidative phosphorylation in skeletal muscle of intrauterine growth-retarded rats. Am J Physiol Endocrinol Metab. [Research Support, Non-U.S. Gov't Research Support, U.S. Gov't, P.H.S.]. Jul;285(1):E130–137

Semmler A, Heese P, Stoffel-Wagner B, Muschler M, Heberlein A, Bigler L, et al. (2015) Alcohol abuse and cigarette smoking are associated with global DNA hypermethylation: results from the German Investigation on Neurobiology in Alcoholism (GINA). Alcohol. Mar;49(2):97–101

Sharma U, Conine CC, Shea JM, Boskovic A, Derr AG, Bing XY, et al. (2016) Biogenesis and function of tRNA fragments during sperm maturation and fertilization in mammals. Science. [Research Support, N.I.H., Extramural Research Support, Non-U.S. Gov't]. Jan 22;351(6271):391–396

Shu L, Sun W, Li L, Xu Z, Lin L, Xie P, et al. (2016) Genome-wide alteration of 5-hydroxymenthylcytosine in a mouse model of Alzheimer's disease. BMC Genomics. May 20;17:381

Simmons RA, Suponitsky-Kroyter I, Selak MA (2005) Progressive accumulation of mitochondrial DNA mutations and decline in mitochondrial function lead to beta-cell failure. The Journal of biological chemistry. [Research Support, N.I.H., Extramural Research Support, Non-U.S. Gov't Research Support, U.S. Gov't, P.H.S.]. Aug 05;280(31):28785–28791

Simmons RA, Templeton LJ, Gertz SJ (2001) Intrauterine growth retardation leads to the development of type 2 diabetes in the rat. Diabetes. [Research Support, Non-U.S. Gov't Research Support, U.S. Gov't, P.H.S.]. Oct;50(10):2279–2286

Sinclair KD, Allegrucci C, Singh R, Gardner DS, Sebastian S, Bispham J, et al. (2007) DNA methylation, insulin resistance, and blood pressure in offspring determined by maternal periconceptional B vitamin and methionine status. Proceedings of the National Academy of Sciences of the United States of America. Dec 4;104(49):19351–19356

Sontag E, Nunbhakdi-Craig V, Sontag JM, Diaz-Arrastia R, Ogris E, Dayal S, et al. (2007) Protein phosphatase 2A methyltransferase links homocysteine metabolism with tau and amyloid precursor protein regulation. J Neurosci. [Comparative Study Research Support, N.I.H., Extramural Research Support, Non-U.S. Gov't]. Mar 14;27(11):2751–2759

Stewart DJ, Issa JP, Kurzrock R, Nunez MI, Jelinek J, Hong D, et al. (2009) Decitabine effect on tumor global DNA methylation and other parameters in a phase I trial in refractory solid tumors and lymphomas. Clin Cancer Res. [Clinical Trial, Phase I Research Support, N.I.H., Extramural Research Support, Non-U.S. Gov't Research Support, U.S. Gov't, Non-P.H.S.]. Jun 01;15(11):3881–3888

Sullivan EL, Smith MS, Grove KL (2011) Perinatal exposure to high-fat diet programs energy balance, metabolism and behavior in adulthood. Neuroendocrinology. 93(1):1–8

Timp W, Feinberg AP (2013) Cancer as a dysregulated epigenome allowing cellular growth advantage at the expense of the host. Nature reviews Cancer. Jul;13(7):497–510

Tobi EW, Lumey LH, Talens RP, Kremer D, Putter H, Stein AD, et al (2009). DNA methylation differences after exposure to prenatal famine are common and timing- and sex-specific. Human molecular genetics. Nov 1;18(21):4046–4053

Tohgi H, Utsugisawa K, Nagane Y, Yoshimura M, Ukitsu M, Genda Y (1999) The methylation status of cytosines in a tau gene promoter region alters with age to downregulate transcriptional activity in human cerebral cortex. Neurosci Lett. [Research Support, Non-U.S. Gov't]. Nov 12;275(2):89–92

Tomimaru Y, Eguchi H, Nagano H, Wada H, Kobayashi S, Marubashi S, et al. (2012) Circulating microRNA-21 as a novel biomarker for hepatocellular carcinoma. Journal of hepatology. Jan;56(1):167–175

Toyota M, Ahuja N, Ohe-Toyota M, Herman JG, Baylin SB, Issa J (1999). CpG island methylator phenotype in colorectal cancer. Proceedings of the National Academy of Sciences of the United States of America. [Research Support, Non-U.S. Gov't Research Support, U.S. Gov't, P.H.S.]. Jul 20;96(15):8681–8686

Tu HF, Lin SC, Chang KW (2013) MicroRNA aberrances in head and neck cancer: pathogenetic and clinical significance. Curr Opin Otolaryngol Head Neck Surg. [Research Support, Non-U.S. Gov't Review]. Apr;21(2):104–111

Vienberg S, Geiger J, Madsen S, Dalgaard LT (2017) MicroRNAs in metabolism. Acta Physiol (Oxf). [Review]. Feb;219(2):346–361

Volkov P, Bacos K, Ofori JK, Esguerra JL, Eliasson L, Ronn T, et al. (2017). Whole-Genome Bisulfite Sequencing of Human Pancreatic Islets Reveals Novel Differentially Methylated Regions in Type 2 Diabetes Pathogenesis. Diabetes. Apr;66(4):1074–1085

Wahl S, Drong A, Lehne B, Loh M, Scott WR, Kunze S, et al. (2017) Epigenome-wide association study of body mass index, and the adverse outcomes of adiposity. Nature. 2017 Jan 05;541(7635):81–86

Wang SC, Oelze B, Schumacher A (2008) Age-specific epigenetic drift in late-onset Alzheimer's disease. PloS one. [Research Support, Non-U.S. Gov't]. Jul 16;3(7):e2698

Warren JD, Xiong W, Bunker AM, Vaughn CP, Furtado LV, Roberts WL, et al. (2011) Septin 9 methylated DNA is a sensitive and specific blood test for colorectal cancer. BMC Med. [Research Support, Non-U.S. Gov't]. Dec 14;9:133

Wei J, Gao W, Zhu CJ, Liu YQ, Mei Z, Cheng T, et al. (2011) Identification of plasma microRNA-21 as a biomarker for early detection and chemosensitivity of non-small cell lung cancer. Chin J Cancer. [Research Support, Non-U.S. Gov't]. Jun;30(6):407–414

Wellen KE, Hatzivassiliou G, Sachdeva UM, Bui TV, Cross JR, Thompson CB (2009) ATP-citrate lyase links cellular metabolism to histone acetylation. Science. [Research Support, N.I.H., Extramural, Research Support, Non-U.S. Gov't]. May 22;324(5930):1076–1080

Xi Z, Zinman L, Moreno D, Schymick J, Liang Y, Sato C, et al. (2013) Hypermethylation of the CpG island near the G4C2 repeat in ALS with a C9orf72 expansion. Am J Hum Genet. [Research Support, Non-U.S. Gov't]. Jun 06;92(6):981–989

Yan S, Liu Z, Yu S, Bao Y (2016) Diagnostic Value of Methylated Septin9 for Colorectal Cancer Screening: A Meta-Analysis. Med Sci Monit. Sep 25;22:3409–3418

Ziegler C, Richter J, Mahr M, Gajewska A, Schiele MA, Gehrmann A, et al. (2016) MAOA gene hypomethylation in panic disorder-reversibility of an epigenetic risk pattern by psychotherapy. Transl Psychiatry. [Research Support, Non-U.S. Gov't]. Apr 05;6:e773

Serviceteil

Stichwortverzeichnis – 46

© Springer-Verlag GmbH Deutschland, ein Teil von Springer Nature 2018
H. Lehnert, H. Kirchner, I. Kirmes, R. Dahm, *Epigenetik – Grundlagen und klinische Bedeutung*,
https://doi.org/10.1007/978-3-662-54023-7

Stichwortverzeichnis

A

ALS-Erkrankung 32

B

Basen 6
Biomarker
– epigenetische 37

C

Chromatin 13
CpG-Inseln 13
CRISPR/Cas-Technologie 4
Cytosin 5

D

Diabetesentstehung 29
DNA 3
DNA-Methylierung 30
DNA-Sequenz 4

E

Embryonalentwicklung 11
Epigallocatechingallat 13
epigenetische Mechanismen 20
Epigenom 3, 10, 21
Erbkrankheiten 7
ERα 16

G

Genaktivität 2
Gene
– geprägte 21
Genmutationen 6

H

Herzinfarkt 18
Histone 14
Humangenomprojekt (HGP) 8
Hungerwinter
– Niederländischer 28
Hypomethylierung 17

I

IGF2 15

K

Keimblätter 11
Kode
– genetischer 5
Kodon 6
Krebsdiagnostik 35

L

Lamarckismus 11

M

Marker
– epigenetische 34
Markierungen
– epigenetische 9
Mechanismen
– epigenetische 12, 27
Medikamente
– epigenetische 26, 35
Methylierung 12
microRNAs 15
Morbus Alzheimer 32
Morbus Parkinson 31
Multiple Sklerose (MS) 32
Muster
– epigenetische 27

N

Nanog 20
Nucleus accumbens 17
Nukleotide 5

O

Oncomirs 18
Överkalix-Studien 28

P

Panikstörung 33

Phänomene
– epigenetische 2
Phänotyp 3
Proteine 8
Prozesse
– epigenetische 26

R

Rett-Syndrom 31
Rückspezialisierung 19

S

Selektion
– natürliche 10
Serotonin 16
Spielsucht 33
Stoffwechselkrankheiten 27

T

Transkription 8
Translation 8
Transplantation 18
Tumorsupressorgene 33
Typ-1-Diabetes 37

V

Veränderungen
– epigenetische 10

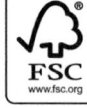

MIX
Papier aus verantwortungsvollen Quellen
Paper from responsible sources
FSC® C105338

If you have any concerns about our products,
you can contact us on
ProductSafety@springernature.com

In case Publisher is established outside the EU,
the EU authorized representative is:
**Springer Nature Customer Service Center GmbH
Europaplatz 3, 69115 Heidelberg, Germany**

Printed by Libri Plureos GmbH
in Hamburg, Germany